Erich Wulff

# Wahnsinnslogik

Erich Wulff

# Wahnsinnslogik

## Von der Verstehbarkeit schizophrener Erfahrung

Edition Das Narrenschiff
im
Psychiatrie-Verlag

Die Deutsche Bibliothek – CIP-Einheitsaufnahme

**Wulff, Erich:**
Wahnsinnslogik : Von der Verstehbarkeit schizophrener Erfahrung /
Erich Wulff. – Bonn: Psychiatrie-Verl., 1995
(Edition Das Narrenschiff)
ISBN 3-88414-193-7


Umschlaggestaltung: D. Posdiena / bild-werk, Dortmund
Druck und Bindung: Clausen & Bosse, Leck

# Inhalt

# Vorwort

Ein Vorwort ist eine Einladung zum Lesen. Es will die Leserin, den Leser verführen, ein Buch aufzuschlagen, das er sonst vielleicht nicht in die Hand nehmen würde, ein Buch, das ihm unvertraut oder fremd scheint oder zu fern vom eigenen Nachdenken. Für Erich Wulffs »Wahnsinns-Logik« gilt das in besonderer Weise. Der Autor ist als Schriftsteller – Verfasser der »Vietnamesischen Lehrjahre« – und als Sozialpsychiater bekannt geworden. Über zwei Jahrzehnte hat er die sozialpsychiatrische Abteilung an der Medizinischen Hochschule Hannover geleitet und die Entwicklung der psychiatrischen Krankenversorgung im Raum Hannover mitgestaltet und mitgeprägt.

In seinen wissenschaftlichen Veröffentlichungen haben die kritische Sozialpsychiatrie und die Ethnopsychiatrie, das Fragen nach den Dingen hinter den Dingen Vorrang. Immer wieder vertritt er radikale Positionen, deren Bezug zum marxistischen Denken lange Zeit sichtbarer war als seine Verwurzelung in der um Verstehen bemühten phänomenologischen Philosophie und Psychiatrie der fünfziger Jahre. Seine philosophische Reflexion der Begegnung mit dem psychisch kranken Menschen, die in den letzten Jahren zunehmend von konstruktivistischen Positionen geprägt war, bewirkte schließlich einen Spannungsbogen von der phänomenologischen Psychiatrie zum konstruktivistischen psychotherapeutischen und psychiatrischen Denken, einen Brückenschlag über die Wechselfälle des psychiatrisch-psychotherapeutischen Diskurses in vier Jahrzehnten.

Das Ziel ist immer das gleiche: das Verstehen schizophrener Unverständlichkeit, die Suche nach der Logik im Wahnsinn, das Begreifen des wähnenden Menschen. Es geht um die Auflösung eines Paradox, die nicht gelingen kann, die »jedesmal, bei einem erneuten Blick auf den Wahnsinn, das demütigende Gefühl« vermittelt, »ihn schon wieder verfehlt zu haben... Ich fand mich also verstrickt in eine antilogische Aporie, ein unaufhebbares Paradox und fühlte mich wie Achilles die Schildkröte, unfähig, den Wahnsinn je einzuholen.«

Ein neuer, gänzlich anderer Denkansatz, eine radikal konstruktivistische Position macht die Annäherung an den Wahnsinn dennoch möglich. Sie setzt voraus, daß die »Unverständlichkeit« in bezug auf den Wahnsinn nicht als Mangel begriffen wird, vor dem das »Verständnis« kapitulieren muß, sondern als das eigene Wesen des Wahns. Daraus folgert er, daß die Unverständlichkeit des Wahns gar nicht überwunden werden darf, sondern daß sie vielmehr »als Unverständlichkeit selber spür- und begreifbar« werden muß. Damit sind seine Positionen abgesteckt.

Erich Wulff lädt seine Leserinnen und Leser ein, ihn auf der Suche nach der Synthese von schizophrener Unverständlichkeit und Wahnsinns-Logik zu begleiten. Es sei eingeräumt, daß der intellektuelle Weg dorthin nicht immer leicht begehbar, die bei der Rast am Wegesrand servierte Kost nicht immer leicht verdaulich ist. Aber Wulff gelingt es über weite Strecken dennoch, aus dem philosophischen Diskurs ein spannendes Leseabenteuer zu machen. Das trifft in besonderer Weise für das Eingangskapitel zu, in dem er über eigene Wahnerfahrungen berichtet.

Als achtzehnjähriger Infanterist in einer winterlichen Offensive in Ostpreußen, als dreißigjähriger Arzt unter dem Einfluß von Mescalin in Freiburg und – viel später – als Staatsgast in Vietnam erlebt und erfährt er ein so hohes Maß an Entfernung und Entfremdung von der gemeinsamen Wirklichkeit, daß ihn wahnsinniges Entsetzen packt. Es gelingt ihm, den Leser mit in die wahnhafte Veränderung seiner Wahrnehmung einzubeziehen und damit einen seltenen Einblick in die Erfahrung von Wahnerleben zu vermitteln.

Schon dieses eine Kapitel macht das Buch aufregend, macht es zu einer seltenen Kostbarkeit. Im Anschluß daran stellt er in einem ersten theoretischen Kapitel dar, wie er von der eigenen Erfahrung des Wahns lernen will, mit Hilfe der Methode den Wahn zu begreifen. Man muß nicht studierter Philosoph sein, um ihm dabei zu folgen. Ich kann mir aber vorstellen, daß Philosophen ihre Freude daran haben.

Anschließend wird es wieder konkret, wird es psychiatrisch. Erich Wulff erzählt die Krankengeschichte des Friedrich R., den er in den darauffolgenden sieben Kapiteln beobachtend, reflektierend und mit Empathie durch die Psychose begleitet. In den Kapiteln des letzten Teils über logische Unverständlichkeit und Wahnsinn als Konstrukt ist das Denken noch einmal aufs Höchste gefordert. Aber es führt – auf einer neuen Ebene – zurück zur Alltagswirklichkeit des Psychiaters, der Psychotherapeutin nämlich zu den Konsequenzen für die Behandlung psychosekranker Menschen. Die Schilderung eines Therapieverlaufs verleiht der Darstellung auch hier Lebensechtheit und Authentizität.

»Wahnsinns-Logik« ist das Spätwerk eines ausgewiesenen Autors. Es profitiert von vielfältigen Erfahrungen, Beobachtungen und Gedanken eines reichhaltigen Lebenslaufes. 1926 in Reval geboren, erlebte Erich Wulff schwere Zeiten im Krieg und in den ersten Nachkriegsjahren. Eindrücke und Begegnungen in Freiburg und Paris prägten ihn während des Studiums und seiner Assistenzarztzeit, noch mehr aber die Lehrtätigkeit an der Universität Hue in Südvietnam 1961 bis 1967. Nach der Rückkehr übernahm er einen Lehrauftrag an der Universität Paris VIII (Vicennes). 1969 habilitiert er sich in Gießen und wird dort 1971 Professor für Psychiatrie. 1974 wird er auf den Lehrstuhl für Sozialpsychiatrie nach Hannover berufen.

Obwohl er mehr alter als Altachtundsechziger ist, ist er in diesen Jahren einer der Wortführer einer deutschen »demokratischen Psychiatrie« im Mannheimer Kreis, in der Deutschen Gesellschaft für Soziale Psychiatrie und im Rahmen eines breiten sozialpolitischen Diskurses. In dieser Zeit entstehen auch seine ethno-psychiatrischen Schriften, deren wichtigste sein psychiatrischer Bericht aus Vietnam ist.

In den Hannoverschen Jahren wird neben der psychiatrischen und psychotherapeutischen Alltagstätigkeit verstärkt der Philosoph Erich Wulff sichtbar, der sich vor den »Vietnamesischen Lehrjahren« bereits deutlich bemerkbar gemacht hatte. Mit der Wahnsinns-Logik schließt sich somit auch ein lange angelegter Kreis in Leben und Denken von Erich Wulff.

*Asmus Finzen*
*Basel und Hannover im Januar 1995*

# Teil I:

## Der eigene Anteil

# Kapitel 1:

## Eigene Wahnerfahrungen

Wenn man ein Buch über Wahnsinnslogik schreiben will, stellt sich als erstes die Frage nach den eigenen Erfahrungsgrundlagen für die Behandlung eines solchen Themas. Ich habe deshalb darüber nachgedacht, wie oft, wann und wo ich selber wahnsinnig war und was ich aus einem solchen Wahn habe lernen können. Drei Episoden, die dieses Etikett rechtfertigen, sind mir dabei eingefallen.

### Im Grauen des Krieges

Als knapp 18jähriger Infanterist, im Januar 1945, während der sowjetischen Offensive in Ostpreußen, hatte sich zum ersten Male die Wirklichkeit für mich zu einer Serie unzusammenhängender Traumszenen verfremdet: Dinge, Gestalten, Landschaften tauchten plötzlich ohne Vorwarnung auf, wurden ebenso unvermittelt wieder weggewischt. Die Marschroute, die mich durch sie hindurchjagte, folgte Weisungen und Gesetzlichkeiten, die meinen Einsichts- und Erkenntnismöglichkeiten gänzlich entzogen blieben. Mit meiner Kindheit, mit meinen Geschwistern, Eltern, Freunden, mit dem, was ich kannte und liebte, mit dem, was mich geängstigt und bekümmert hatte, mit meinen Hoffnungen und Wünschen, mit meinem Zweifel und Argwohn, mit dem ganzen bisherigen Geflecht, in das mein bis dahin wohlbehütetes Leben verwoben gewesen war, hatte dieses Geschehen gar nichts zu tun: Die leerstehenden Häuser in klirrendem Frost; die offengebliebenen Schubladen und Schränke, aus denen Papier und Kleider heraushingen; das liegengelassene, halbgefrorene Essen auf dem Tisch; die im Schnee zurückgelassenen Toten und Verletzten; der Geschlechtsverkehr in aller Öffentlichkeit zwischen den älteren Kameraden und den Frauen, die dageblieben waren und nach unserem Abzug auf den Tod warteten. Es war

Inferno; aber es spielte sich auf einer Ebene ab, der ich es nicht gestattete, wirklich zu sein, die schlimmstenfalls Traum sein durfte. Ich war damals noch nicht erwachsen. Wunsch und Wirklichkeit, Traum und waches Bewußtsein waren erst unvollkommen voneinander geschieden; eigene Verantwortlichkeit, daß das eigene Tun unabwendbare Folgen hat, sich in ungeschützte Wirklichkeit umsetzt, hatte ich noch nicht erfahren. Davor hatten mich meine Eltern bewahrt – und später das Vertrauen in eine Instanz, die schon dafür sorgen würde, daß mir ganz Schlimmes nicht geschah. Ein paar Risse waren bei der Grundausbildung sichtbar geworden: ich sah, wie ein paar Kameraden, die dem einbeinigen Kompaniechef mit dem deutschen Kreuz in Gold und ständigen »Halsschmerzen« – das Ritterkreuz war ihm entgangen – mißliebig aufgefallen waren, durch ihren dunklen Teint, durch ihre Schmächtigkeit, durch einen offenen Kragenknopf oder ich weiß nicht weshalb, buchstäblich zu Tode gequält wurden: tagsüber Ausbildung im Gelände, nachts zur Strafe Schützenlöcher ausheben und dies 14 Tage lang, bis sie wegliefen, wieder eingefangen und schließlich erschossen wurden. Ich zählte die Tage, bis es zu Ende war, versuchte mich zu verkriechen. Ganz gelang es nicht, eine Woche zuvor holte mich eine Horde Zimmergenossen nachts aus dem Bett und warf mich in eine Wanne mit kaltem Wasser, angeführt vom Stuben-Unteroffizier, der mich, den Abiturienten, haßte und meinte, ich wüsche meinen Hals nicht genug. Aber solche Risse wurden in den 14 Tagen Heimaturlaub zu Haus, im November 1944, wieder gekittet.

Dieser Einbruch der Kriegswirklichkeit, die ich zum Traum machte, als sie meine Kindheitswirklichkeit hinwegfegen wollte, war also die erste meiner Verrücktheiten. Was habe ich daraus gelernt? Rückblickend, daß ich Glück gehabt habe; denn im Traum kann man auch schreckliche Dinge tun, zu denen man im Wachzustand, in der Wirklichkeit verwurzelt durch ein Netz vielfältiger Verknüpfungen, moralischer Hemmungen und Widerstände, nie in der Lage wäre. Das ist mir erspart geblieben, Zuschauer durfte ich bleiben, Mitläufer, bis ich schließlich, hoch fiebernd, in einem Lazarett in Lingen an der Ems ankam und der ganze Spuk sein Ende fand.

Die nächste Verrücktheit überfiel mich zwölf Jahre später in Freiburg. Überfiel sie mich wirklich, ohne Ankündigungen? Ich hatte zuvor eineinhalb Jahre in Paris gelebt, zunächst schön ordentlich mit einem französischen Staatsstipendium, das letzte halbe Jahr aber fast ohne Geld, zumeist in einem ungeheizten Hotelzimmer für DM 30,-- monatlich, zwischendurch aber auch unter dem Bett eines arabischen Freundes schlafend (damit sein nachts besoffen heimkehrender Vater, dem ich hätte »vorgestellt« sein müssen, um dort übernachten zu können, mich nicht erwischte). Aus Hunger und Kälte geriet ich an ein Amphetamin, das in Frankreich zu jener Zeit unter dem Namen »Orthedrine« in den Apotheken zu einem Spottpreis frei verkäuflich und mit dem in Deutschland hergestellten Pervitin chemisch identisch war. Ich nahm es – im Vergleich zu den meisten Freunden, mit denen ich damals zusammen war – in Maßen, aber doch über längere Zeit ziemlich regelmäßig. Dann mußte ich nach Deutschland zurück, ich fand in Paris keine Arbeit. In Deutschland, zunächst in einem Irrenasyl und dann in einer psychiatrischen Privatklinik tätig, nahm ich es ab und an weiter – nun, um mich nostalgisch einzustimmen auf die Erinnerungen an meine Pariser Bohème, von denen ich nicht lassen konnte.

Schließlich landete ich in der Freiburger Universitätsklinik, nachdem ich eine sechzigseitige Apologie des Pervitin-Rausches geschrieben hatte, die ein paar psychosomatisch orientierte Medizinprofessoren zu der Auffassung gebracht hatte, ich gehöre meiner Begabung nach zum wissenschaftlichen Nachwuchs und müsse nun, im Rahmen einer klinischen Assistententätigkeit, wieder in geordnete Verhältnisse finden, auf die richtige (Lauf-)Bahn gebracht werden.

Als ich in Freiburg ankam, war ich ohne Familie, ohne Freundin. Die Freunde, die ich noch besaß, kamen aus nunmehr vergangenen Lebensperioden. Durch das Pervitin war ich auf flüchtige, aber intensive Wahrnehmungsfragmente der Wirklichkeit gerichtet, die sich knotenförmig zu ausgestanzten Augenblicken der »Wahrheit« verdichteten. Ein Handschlag, ein

Nachwinken, Gebärden, die stellvertretend das Handeln in der Wirklichkeit zu ersetzen hatten, Ausdruck, Geste statt Tat. Eine Woche, nachdem ich in Freiburg angefangen hatte, begann eine Reihe von Mescalinversuchen. Aufgrund meiner Pervitin-Erfahrung wurde ich zur ersten Versuchsperson bestimmt. Und ich schwand ab, in einen richtigen Wahn, dessen Bruchstücke den Versuch noch um etwa ein Jahr überdauerten.

Durch Zufall ist die Selbstschilderung dieses Mescalinrausches, am nächsten Tag von mir aufgezeichnet, erhalten geblieben. Sie enthält nicht viel Neues an Einsichten aus dem Blickwinkel einer Psychopathologie experimentell erzeugter Psychosen (BERINGER 1927). Mehreres erscheint mir gleichwohl bemerkenswert daran:

*Erstens*, daß der Rausch, die ekstatische Intensität, die sich im jeweiligen Wahrnehmungsmoment verdichtet, einhergeht, ja erkauft werden muß mit einer Liquidation der bisherigen eigenen Lebensgeschichte, mit einer Liquidation aber auch des situativen und räumlichen Kontextes, all dessen, was ein bißchen weiter von einem selbst weg liegt; vor allem aber mit der Verflüchtigung der Alltäglichkeit, der Verpflichtungen, der Verflechtungen, der Bedingungs- und Wirkzusammenhänge, in die jedes Wahrnehmungsmoment sonst eingebettet ist. Die sonst auf die eigene Vergangenheit, das weiter weg Liegende, den Alltag gerichteten Empfindungen werden freigesetzt, wie durch ein Brennglas strahlen sie auf das gerade Wahrgenommene ein, das so zu einer Art Weltmittelpunkt wird. Zugleich reduziere ich mich selber auf dasjenige, worauf ich im Augenblick gerade gerichtet bin, bin gar nichts anderes mehr als reine Intentionalität. Ich bin, was ich sehe, der Bauer auf dem van-Gogh-Bild, die Porzellanvase, das Pferd im Kunstband, der mir gezeigt wird, je suis ce que je perçois, donc je suis. Erst dadurch, daß ich Raum, Zeit und meine eigenen Wirklichkeitsverflechtungen, also dasjenige, was an mir selbst Form und Struktur hat, liquidiere in den jeweiligen Akt meiner Wahrnehmung hinein, gewinnt das Wahrgenommene, dem ich im gleichen Akt auch seine eigene Geschichte, seine eigenen Verflechtungen, seine eigenen Bedeutungszusammenhänge entziehe, gerade als bloßer Anblick, als Schein, als Oberfläche seine mich überwältigende Bedeutungsfülle.

Der Verzicht auf Zusammenhänge, auf Hintergründe, verleiht dem Schein, dem bloßen Ausdruck also seine Strahlungskraft, die ihrerseits selbst diesem Hintergrund, diesen Zusammenhängen, dem Gewicht, der Bedeutung, die ich ihnen aus meiner Lebensgeschichte heraus gegeben hatte, entstammt. Kurz: Der Anspruch auf Totalität, den ich an die mir begegnende Welt als Ganzes, an ihr hintergründiges Wesen stelle, kann sich nur dann auf das jeweilige Wahrnehmungsmoment hin verdichten, wenn ich dieses aus dem Zeit- und Raumkontinuum, aber auch aus der Kontinuität meiner eigenen Lebensgeschichte ausstanze, aus allen seinen Zusammenhängen isoliere. Aber selbst in diesem Akt der Preisgabe meiner eigenen Geschichte – und der Weltgeschichte – zeigen diese noch ihre Wirkungsmacht: Der Anspruch auf Totalität, im Rausch als ekstatisches Glück des jeweiligen Augenblicks erfahren, ist einem Weltverhältnis geschuldet, das seinen Ursprung in der monotheistischen Kultur des Abendlandes hat, so etwas wie ein säkularisierter Abklatsch der Begegnung mit Gott – und das Hin und Her zwischen Drogenabhängigkeit und Jugendsekten ist deshalb wohl auch kein Zufall. Ich habe mich später dafür interessiert, was wohl ein vietnamesischer Reisbauer mit seinem polyzentrischen Weltbild für einen Mescalinrausch erleben würde. Aber ein solches Experiment liegt bereits außerhalb der Sphäre des Denk- und Machbaren.

*Zweitens* scheint mir deutlich zu sein: Die Reise, der Trip in solch einem Rausch – und in mancher Psychose – ist eine Reise in die eigene Vorgeschichte, bis ins Unbewußte hinein. Preisgegeben wird, was man später, als Erwachsener, im Laufe der Jahre gelernt hat. Zugleich ist es eine Reise nach innen. Der Körper verwandelt sich in eine einzige sinnliche Oberfläche, sein Inneres wird gleichsam nach außen gewendet, um- und ausgestülpt, die Sinne verlieren ihre Spezifität, wir hören Farben, wir sehen Töne. Realitätsfragmente – besser gesagt: Realitätsfacetten – werden beliebig in Bilder eingebaut, die den eigenen Phantasmen, den eigenen Wünschen, und manchmal wohl auch den eigenen Ängsten entspringen. Wie im Märchen wird alles Denkbare plötzlich wirklich.

Ich glaube, es war MERLEAU-PONTY (1945), der den menschlichen Körper als sedimentierte Vergangenheit der menschlichen Existenz bestimmte. Insofern ist die Reise in den eigenen Körper eine Reise zurück, eben zu Zeiten, wo diese Form der Wahrnehmung die natürliche, einzig mögliche war. Später gelernte Unterschiede, Einteilungen, Trennungen werden aufgehoben, schließlich auch diejenige zwischen uns und dem anderen, uns und den Dingen. Wir finden uns wieder in einer grenzenlosen gegenseitigen Durchdrungenheit: Ich bin das Pferd, die Vase, die ich gerade auf dem Bild sehe, genauer gesagt: Ich ist nicht mehr, Pferd ist nicht mehr. Im Sehen, im Hingewandtsein zum Pferd bin ich dies Pferd und sonst nichts. Vorstellung und Wirklichkeit, Ich und Nicht-Ich, Objekt und Subjekt sind, wie in der frühesten Kindheitsperiode, nicht mehr unterscheidbar, das Subjekt löst sich in den Objekten, auf die es gerichtet ist, auf.

*Drittens:* In diesem Rausch kehrt sich die Richtung der Intentionalität plötzlich um. Gerade an dem Punkt, wo ich mir die Welt unterworfen habe, wo alles Denkbare Wirklichkeit wird, wo ich mich in jedes Ding und jedes Ding in ein anderes verwandeln kann, wo die »Bewußtseinserweiterung« (ein Wort, das ich damals, im Januar 1957, noch gar nicht kannte) total wird, werde ich plötzlich aus dem Subjekt zum Objekt beliebiger Verwandlung, Verzauberung, Durchdringung gemacht. Ohne daß ich mich wehren kann, ohne daß ich es anziele oder auch nur noch das Empfinden habe, aktiv an der Sache beteiligt zu sein, springen die Anblicke, die ich erzeugt habe, mich an, ergreifen von mir Besitz, dringen in mich ein, machen mit mir, was sie wollen. Ein Kollege, der den Auftrag bekam, seine Fingerkuppen in Löwenköpfe zu verwandeln, verkroch sich schreiend vor seinen eigenen Händen unter den Tisch. Horrortrip nennt man das heute. Diese Intentionalitätsumkehr ist der zweite Preis, der für die Bewußtseinserweiterung – im Trip, aber wohl auch in der Psychose – oft bezahlt werden muß.

*Viertens:* So unerwartet ausdehnbar die sinnliche Oberfläche meines Leibes auch ist, so viel an vergangenen Erfahrungsmöglichkeiten aus ihm an die Oberfläche kommen kann: Das Hervorholen, das Zur-Sprache-Bringen der tragenden stummen Zonen unseres Körpers und unserer Vergangenheit findet irgendwo seine Grenze. Ab diesem Moment gibt es nur die leerlaufende Wiederholung immer gleicher Erfahrungen. Das Kapital ist verbraucht, die Reserve erschöpft. So steht am Ende einer Rauschkarriere, die auf die Begrenztheit der inneren Reserven keine Rücksicht nimmt, mit tödlicher Sicherheit die Leere – und oft auch der Selbstmord.

*Fünftens:* Ich erinnere mich noch, und ich habe es auch in meinem Protokoll aufgezeichnet gefunden: daß fast ebenso wichtig wie der Rausch, ja wohl noch wichtiger für mich die Rückkehr der Alltagsrealität war. Eine Rose ist eine Rose ist eine Rose. Ein Baum ist ein Baum ist ein Baum. Ein Stein ist ein Stein ist ein Stein. Ein Haus ist ein Haus ist ein Haus. Ein unekstatisches, stillendes Glück, nur demjenigen zugedacht, der sich bis zur Grenze des Wahnsinns vorgewagt hatte: daß die Dinge auch nichts anderes als sie selbst sein können, undurchdringlich, widerständig, handhabbar, frei von Gefahr. Und die daraus erwachsene Einsicht: daß es jahrtausendelanger Arbeit, ja der ganzen Menschheitsgeschichte bedurft hat, um sie – oder doch zumindest viele von ihnen – dorthin zu bringen, ein Vorgang, der sich in jedem Menschenleben, unter elterlicher Geborgenheit, diesmal aber wesentlich im Inneren, wiederholt. Die Selbstverständlichkeit der Alltagsdinge, ihre relative Harmlosigkeit und Handhabbarkeit, aufgehoben in einem widerständigen Kern, der ihre Identität gewährleistet, ist also nicht vorgegeben, nicht vorgefunden. Zu leisten ist sie, in der »Aneignung« der Natur durch den Menschen, und aufrechtzuhalten in jedem einzelnen Bewußtsein. Das ist eine der Lehren des Wahns. Dort, wo dies nicht geleistet ist, müssen Rituale her, um ihre Harmlosigkeit und Handhabbarkeit der Dinge wenigstens zu beschwören.

Nach diesem Mescalintrip hatte ich noch einige »flashbacks«. Bei einer Fallvorstellung in der Klinik überfiel mich plötzlich die Angst, mein damaliger Oberarzt, Professor D., werde gleich zwei Pfleger holen und mich in eine Zelle einsperren lassen, weil er herausbekommen hat, daß ich verrückt bin. Und ein zweites Mal, als ich während einer Filmvorführung aus dem Kino rannte, weil ich mich von der Vorstellung nicht lösen konnte, die meisten Szenen enthielten Anspielungen auf mich. Dann, nach gut einem Jahr Freiburg, war es zu Ende. Mein Chef hatte mich inzwischen zum Stationsarzt gemacht, und ich lebte mich in die kleine Gelehrtenrepublik, die diese Klinik damals war, immer besser ein. Pervitin brauchte ich nicht mehr und der wahnhafte Spuk blieb fürderhin aus.

## Verrückt in Vietnam

Ein drittes und letztes Mal wurde ich 22 Jahre später, im Januar 1979, verrückt, und zwar in Vietnam. Ich habe dieses Geschehen ausführlich in einem Buch (G.W. ALSHEIMER, Eine Reise nach Vietnam, Frankfurt 1979) beschrieben, unmittelbar nach meiner Rückkehr. Was war geschehen? Von 1961 bis 1967 hatte ich im damaligen Südvietnam gelebt und als Arzt dort, in Hué, gearbeitet. Mein erstes Buch »Vietnamesische Lehrjahre«, unter dem gleichen Pseudonym veröffentlicht (Frankfurt 1968), legt davon Zeugnis ab. Ich erfuhr dort handgreiflich, wie es in einer Klassengesellschaft – allerdings in einer vorkapitalistischen und neokolonialistisch geprägten – zugeht, und meine moralische Empörung darüber, die nach Abhilfemöglichkeiten suchte, führte mich schließlich zum historischen Materialismus, der mir gerade in seinem Charakter als »wissenschaftlicher Sozialismus« einleuchtete: Er schien die Möglichkeit zu eröffnen, sich selbst in den Gang der Geschichte einzubringen, ein kleines Raumteil Treibstoff für ihren Motor zu sein. Also engagierte ich mich auf der Seite der südvietnamesischen Befreiungsfront. Rückblickend glaube ich, daß neben der wissenschaftlichen Vernunft mich wohl auch ihr eschatologischer Charakter, ihr endzeitliches Glücksversprechen an die Lehren von MARX und ENGELS (1867/1968) gebunden hat. HARICHS (1975) Ökokommunismus, der sich auf eine gerechte Verteilung eines unaufhebbaren Mangels beschränkt, konnte ich emotional nicht viel abgewinnen. In diesem Prozeß politischen Engagements war viel Persönliches eingebunden, viele Freundschaften, gemeinsam erfahrene und überstandene Gefahr, Landschaften, Liebschaften; kurz: die sechs Jahre waren eine Art Wendepunkt in meinem Leben, entscheidend und bedeutungsvoll für mich fast in jedem Detail. Nach meiner Rückkehr nach Deutschland war es deshalb auch nur konsequent, daß ich mich in der Vietnam-Solidaritätsbewegung engagierte, im Laufe der Jahre ein gutes Hundert von öffentlichen Vorträgen hielt und nach dem Sieg der Befreiungsfront 1975 auch Mitbegründer und 1. Vorsitzender der bundesdeutschen Freundschaftsgesellschaft mit Vietnam wurde.

Im Januar 1979 ergab sich für mich dann die erste Gelegenheit zur Rückkehr in dieses Land, und zwar als Delegierter einer Präsidiumssitzung der afro-asiatischen Organisation für Völkersolidarität (AAPSO), die in Hanoi stattfinden sollte. Ich war voller Erwartungen, voller Hoffnungen, aber auch voller Sorge: natürlich wußte ich, was der Stalinismus in der Sowjetunion und auch in anderen sozialistischen Ländern mit den Menschen angerichtet hatte. Und trotz meines Bekenntnisses zum Sozialismus – in der Bilanz, wie die französische KP es damals so schön sagte, auch zum »Realen« – trug ich, tief unter meiner bewußten Erinnerung vergraben, wohl auch noch das Horrorbild des mörderischen Bolschewiken mit mir herum, das sich mir aus den Gesprächen meiner Eltern und ihrer Freunde in Estland in den Jahren vor dem Zweiten Weltkrieg auf- und eingeprägt hatte. Dies alles, Erinnerung an eine der wichtigsten, von sehr starken Gefühlen besetzten Periode meines Lebens, Hoffnungen, Erwartungen und Ängste, aber auch Vorurteile nahm ich als Gepäck mit auf die Reise, zur Wiederbegegnung mit Südvietnam, mit Huế und Saigon, nach zwölf Jahren.

In der Zwischenzeit war ich zwar zweimal in Nordvietnam gewesen, 1970 und 1972, im Rahmen meiner Solidaritätsarbeit. Dorthin hatte ich zu jener Zeit kaum persönliche Verbindungen. Ich lernte diesen Landesteil, in dem der Sozialismus damals schon über 15 Jahre beheimatet war, im wesentlichen in einer Auswahl kennen, die von meinen Reisebetreuern getroffen worden war. Private Kontakte mit Ausländern, so diese bei sich zu Hause zu empfangen, waren damals schon verboten. Gegenüber den Ausländern wurde dieses Verbot aber gleichzeitig auch verschwiegen. So entstand ein Bild, zusammengesetzt aus Hoffnungen, Plänen, Wünschen, Illusionen, sicher auch verbunden mit einem Kern Wirklichkeit, zu dem ich aber nie ganz durchdringen konnte – und es zu jener Zeit vielleicht auch noch gar nicht wollte. Es war nahezu naht- und fugenlos: auf jede Frage gab es eine vernünftige, kluge und klare Antwort. Die offizielle Version, vom Betreuer als eigene Meinung formuliert, Spaziergänge in der Stadt, Gespräche mit hohen Funktionären oder mit anderen Ausländern im Hotel vermittelten gleichwohl keine hinreichende Einsicht, die es erlaubt hätte, in diesem Bild Gewünschtes, Erhofftes, Geplantes von schon Erreichtem – und so dieses natürlich auch von noch nicht Erreichtem, ja von Verfehltem – zu unterscheiden. Im übrigen nötigte auch der Krieg damals Verständnis für solche restriktiven Maßnahmen auf, von denen ich und meine Informationsfreiheit betroffen waren.

1979 war der Krieg jedoch schon fast vier Jahre zu Ende. Und ich kam nicht nur nach Hanoi, das ich trotz eigenen Augenscheins gleichsam nur aus zweiter Hand kennengelernt hatte, sondern auch nach Hué und Saigon, in mir vertraute Städte, in denen Menschen lebten, die ich gekannt und geliebt hatte. Das für Ausländer entworfene Wunschbild der Realität, das auch ich – zunächst zusammen mit den anderen Delegationsmitgliedern – vorgesetzt bekam, wurde diesmal also auf eine viel härtere Probe gestellt. Bestand haben konnte es nur, wenn Kontakte zu früheren Freunden und Bekannten, die mir auch etwas anderes hätten erzählen können als die offizielle Version der Ereignisse, so weit wie möglich beschnitten wurden. Wenn ich, einer der Gründer der bundesdeutschen Solidaritätsbewegung mit Vietnam, aus Enttäuschung meine Haltung änderte, so hätte das gegen die Interessen des Staates verstoßen. Zwei Alternativen ergaben sich daraus: diejenige der Offenheit, im Vertrauen darauf, ich würde trotzdem bei der Stange bleiben, und diejenige der möglichst perfekten Abschirmung von der Alltagsrealität im Lande. Die Regierung Vietnams, die Partei oder welche Entscheidungsinstanz auch immer, hatte, wie sich rasch herausstellte, die zweite Alternative gewählt und mich so anderen ausländischen Besuchern einfach gleichgestellt.

Ich kämpfte natürlich gegen diese Abschottung an. Zunächst noch gar nicht aus dem Bedürfnis, mir andere als die offiziellen Informationen zugänglich zu machen, sondern nur aus dem naiven Wunsch heraus, die alten Freunde, im Krieg fast alles Revolutionäre oder deren Sympathisanten, wiederzusehen. Und schon am zweiten Abend in Saigon gelang mir ein entscheidender Einbruch in das Überwachungssystem. Ich wurde von Hoa und ihren Mann Nghi, alten Freunden und Kämpfern der Befreiungsfront – Hoa war jahrelang Gesundheitsministerin der provisorischen revolutionären Regierung gewesen – nach Hause mitgenommen, gegen den Protest eines Überwachers, der übrigens mitging, aber glücklicherweise kein Französisch sprach. Dort konfrontierten sie mich mit allen Problemen, die ihnen Sorgen und Kummer machten: parteiinterne Auseinandersetzungen über den einzuschlagenden Weg, Parteiausschlüsse, zum Teil auch Verhaftungen, die vor allem frühere Befreiungskämpfer aus dem Süden betrafen; das Problem der »Umerziehungslager«, das fehlende Bewußtsein für eine zu entwickelnde sozialistische Rechtsstaatlichkeit; die Korruption; der Bürokratismus; der allgegenwärtige Verdacht gegen alle, deren Lebensgeschichte nicht jeden Augenblick der Kontrolle der Partei und der Sicherheitsorgane unterworfen gewesen war; die Arroganz und Inkompetenz vieler Kader aus dem Norden.

Dies waren eigentlich auch damals keine so außergewöhnlichen Informationen. Erst durch den Versuch, sie mir um jeden Preis vorzuenthalten, gewannen sie den Charakter eines Staatsgeheimnisses – und mein Durchbrechen des Kontaktverbotes den Charakter von Spionage. Hinzu kam, daß ich diese Informationen durch »Geheimnisträger«, d.h. durch Menschen, die selbst zur Führung dieses Staates gehört hatten, erhielt, und sie deshalb ein anderes Gewicht hatten als solche von Dissidenten, die leicht als antikommunistische Propaganda abgestempelt werden konnten. Als ich nach diesem Gespräch um Mitternacht in mein Hotelzimmer zurückkehrte, geriet ich in eine panische Angst: ich hielt es plötzlich für möglich, man könne mich als »Geheimnisträger« oder gar als Spion im Land behalten, vielleicht sogar ganz zum Schweigen bringen.

Immer tiefer geriet ich in diese Angst, in diesen Argwohn hinein. Aus einem diffusen Gefühl, zunächst nur einer Unheimlichkeitsstimmung heraus, präzisierten sich Anzeichen: der Dolmetscher, der auf dem Rückflug nach Hanoi lachte – höhnisch, meinte ich wahrzunehmen –, als ich die Frage verneinte, ob ich in den sechs Jahren in Hué auch vietnamesische »girl-friends« gehabt hätte. »No girl-friends, only boy-friends« verspottete er mich. Hatte er erfahren, daß ich vor zwei Tagen einen alten Freund, den Protestsänger Trinh Cong Son, auf der Straße getroffen hatte und wir uns in die Arme gefallen waren, zur Begrüßung, und drei Minuten später noch einmal, zum Abschied, der vielleicht, ja wahrscheinlich, ein Abschied für immer war? Hatten die Überwachungsorgane daraus den Schluß gezogen, ich sei homosexuell, und den Dolmetscher beauftragt, mir diskret kundzutun, man habe nun etwas gegen mich in der Hand? Als er dann noch sagte, Prof. Campbell, ein englischer Trotzkist, sei in Pnom Penh von den Roten Khmer in seinem Hotelzimmer ermordet worden, weil er zuviel erfahren hatte, wurde mir klar: er sagt mir dies nur, damit ich den Mund halte über das, was ich von Nghi und Hoa zu hören bekommen habe und was den Sicherheitsorganen doch irgendwie – durch Mikrophone? – bekannt geworden war.

Während der nächsten Tage verflog dieser Wahn wieder. Die Tagung, um derentwillen ich nach Hanoi gekommen war, nahm ihren Anfang. Es war wieder Alltag, und ich hatte eine Menge zu tun. Doch als sie zu Ende ging, als die meisten anderen Delegierten abreisten und ich im verwaisten Hotel in der Erwartung der mir versprochenen Reise nach Hué zurückblieb, als der Vertreter des Solidaritätskomitees, der sich – nach langem Zögern und vielen Komplikationen am Vorabend – um 8 Uhr morgens telefonisch für 9 Uhr angesagt hatte, nicht erschien, waren alle Ängste wieder da – und mit ihnen die wahnhaften Umdeutungen der Wirklichkeit. »War das Ganze nur ein Trick? Will man mich weichkochen, indem man mir einen Strohhalm reicht (den Anruf des Dolmetschers) und ihn gleich wieder entzieht? Hat sich ein Machtkampf ganz oben ... zu meinen Ungunsten entschieden ... oder ist er noch in Gang? Will man mich einen Tag, zwei Tage hier einfach schmoren lassen, im zu dreiviertel leeren Hotel, wo niemand weiß, was mit mir geschehen soll, wo ich auf Anrufe keine Antwort bekomme (falsch verbunden; nein, ist nicht da), bis schließlich zwei freundliche Herren an der Tür stehen, die einen Augenblick mit mir sprechen wollen? Wohin kann ich entkommen? Ich weiß ja nicht einmal, wo meine paar Freunde hier wohnen ... und sind sie noch meine Freunde? Ich habe sie ja alle durch offizielle Kanäle kennengelernt. Ja, ich sitze in der Falle, wie Prinz Malko hinter dem eisernen Vorhang – nur daß ich kein Spion bin und auch nicht weiß, wie man die glutäugigen Schönen findet, die SAS immer die Schleichwege zeigen, auf denen man sich zurück in die › Freiheit‹ durchschlagen kann.«

Dies sind meine Aufzeichnungen vom Morgen jenes Tages. Eine halbe Stunde später war P., der Vertreter des Komitees, plötzlich da: Er hatte nur so schnell kein Auto bekommen können. Und am nächsten Tag flogen wir wirklich nach Hué und nach Danang. Ich fand mein Gleichgewicht wieder, aber es blieb weiterhin störanfällig. Als unser Abflug aus Danang sich – aus mir unerfindlichen Gründen – noch für unübersehbare Zeit verzögert hatte und wir uns die Zeit mit einem Spaziergang vertrieben, überfiel mich plötzlich ein »flash-back«: »Vor dem städtischen Gesundheitsamt, dem eine Bettenstation angeschlossen ist, schrille Schreie. Ich fahre zusammen. Werden hier Menschen geschlagen? Von dilettantischen Krankenpflegern ohne Narkose operiert? Sind es psychiatrische Patienten, die ruhiggestellt werden? Oder politische Gefangene? Nichts von alldem. Im Hof des Gebäudes liegen sechs zusammengeschnürte kreischende Hängebauchschweine ... Du Idiot, sage ich mir.«

Und kurz danach noch ein zweites Mal: »Erhitzt, ermattet, trinke ich im Speisesaal vor dem Abendessen noch ein Glas Bier. Plötzlich wird mein Gesichtsfeld enger, durchmischt sich mit grauen Flocken, der Raum schiebt sich zusammen, die Stimmen am Nebentisch, die klappernden Geräusche in der Küche rücken in die Ferne. Zyankali, durchfährt es mich, diesmal haben sie es geschafft. Die Angst, die mich einschnürt, aber auch die Wut, in einer halben Stunde zum zweiten Mal einem › flash-back‹ aufgesessen zu sein, lösen den fälligen Adrenalinschub aus: Der Blutdruck steigt an, Geräusche und Bilder gewinnen wieder Präzision und Kontur, tunen sich ein auf ihren richtigen Brennpunkt. Ich proste D. und P. zu, die am Nebentisch sitzen.«

Auch in Hué blieb ich noch anfällig. Dort konnte ich zunächst auch nicht mit meinen Freunden und Bekannten zusammenkommen. Ich war niedergeschlagen, verzweifelt, verlor aufs neue den Boden unter den Füßen: diesmal aber in einem ekstatischen Glücksrausch. »An der Krankenhausmauer: ambulante Händler haben sich dort niedergelassen, aber auch mehrere Fahrrad-Rikschas stehen herum. Einer der Fahrer springt auf, als er mich sieht. ›Doktor, Doktor, so lange ist es schon her!‹ Ich umarme ihn, die Tränen sind wieder da: So gibt es doch einen Menschen in der Stadt, der sich meiner entsinnt, der sich über meine Rückkehr freut: nicht einer meiner Freunde, sondern ein Kuli. Das Wunder, im letzten Augenblick ist es geschehen. Ich bin angenommen, erlöst: Wie Christus kommt mir der zerlumpte Cyclopousse-Fahrer vor, es fehlt nicht viel, und ich falle vor ihm in die Knie ... Plötzlich steht ein sauber angezogener Mann im grauen Hemd da, in mittleren Jahren, Kugelschreiber und Notizblock lugen aus der Brusttasche. Keiner weiß, wo er herkommt, wie aus dem Nichts ist er mitten unter uns aufgetaucht. Nein, er ist kein Engel, keine vietnamesische Version der Eskorte von Madame La Mort, im Höchstfall ein Sicherheitsbeamter ... Ich verabschiede mich, sage, ich werde erwartet. Es wäre zu traurig, wenn der einzige Mensch in der Stadt, dessen Freundschaft ich mir ganz sicher sein kann, sich meinetwegen Ungelegenheiten einhandelt.«

### Was mir zugestoßen ist: der Zusammenprall unvereinbarer Realitätsebenen

Diese Beispiele müssen ausreichen zur Beantwortung der Frage: Was ist mir zugestoßen und warum? Erste Voraussetzungen dazu waren der Gefühlssturm, die Zusammendrängung von Wünschen, Erwartungen, Hoffnungen und Ängsten aus zwölf

Jahren auf diese wenigen Tage in Saigon und Hué. So mußte auch das Alltäglichste den Charakter der Außergewöhnlichkeit annehmen, sich mit Bedeutung überladen. Aber dieses Phänomen, das in verschiedener Graduierung jeder Mensch kennt, beispielsweise aus verliebten Urlaubstagen, erklärt noch nicht alles. Die leuchtenden Farben vielleicht, in die die Landschaft sich gehüllt hatte, um mich zu empfangen, das flirrende Licht. Aber nicht, daß ich den Boden unter meinen Füßen verlor. Was war es also? Ich will das Ergebnis gleich vorwegnehmen: Ich glaube, es hat bei mir das stattgefunden, was FOUDRAINE den Zusammenprall von zwei miteinander unvereinbaren Realitätsebenen nennt und worin er eine psychotogene Konstellation zu erkennen glaubt. FOUDRAINES Beobachtungen bezogen sich auf den Zusammenprall von »Familienrealität« und »gewöhnlicher Realität«. In meinem Fall waren es die offizielle Version der Wirklichkeit – eine gemeinschaftliche Wunschrealität und damit der Familienrealität FOUDRAINES durchaus vergleichbar – und diejenigen Fragmente der gewöhnlichen, aus dem eigenen Augenschein erwachsenden Realität, die ich, aufgrund meiner jahrelangen Kenntnis Vietnams, trotz aller Abschirmungsversuche zu Gesicht bekam. Hinzu kam die emotionale Überladenheit jener Tage, die Bedeutung, die ich ihrem Geschehen für meine Lebensgeschichte, ja, für meine Identität beimaß – fast 18 Jahre lang hatte Vietnam im Mittelpunkt meines Lebens gestanden, zwölf davon aus der Ferne, ohne die »Erdung« der Wirklichkeit, die sonst Erwartungsspannungen ein Stück weit abführen kann. Die Ereignisse, die in Vietnam abliefen, hatten also alle den Charakter einer »high emotional expressivness«, nach heutigen Erkenntnissen einer der wichtigsten Risikofaktoren für psychotische Rückfälle.

## Die offizielle Version für revolutionäre Touristen

Vielleicht ist es jetzt nützlich, die beiden Realitätsebenen, die zusammenstießen, noch näher zu betrachten: Die Wunschrealität der offiziellen Version wurde ja nicht nur mir, sondern praktisch allen Ausländern angetragen, die Vietnam bereisten. Entsprechende Ansätze gibt es natürlich auch in anderen Ländern, in welchen es nicht erlaubt ist, die vorhandenen Widersprüche, Konflikte und Zweifel öffentlich zu machen. In den meisten Ländern aber bleibt es bei einem Angebot, das auch zurückgewiesen werden kann.

In Vietnam jedoch wurde der Versuch gemacht, die offizielle Version als ungebrochenes Abbild der Wirklichkeit radikal durchzusetzen: nämlich dadurch, daß alles, was in Widerspruch zu ihr geraten könnte, gar keinen Eingang in den Gesichtskreis der Besucher fand. Dies könnte bei Besuchern, die nur kurze Zeit blieben, auch gelingen. Für sie wurde in Vietnam (und sicher nicht nur dort) ein Betreuungssystem installiert, durch das eine Auswahl derjenigen Wirklichkeitselemente vorgenommen wurde, die der Besucher zu Gesicht bekommen durfte. Perfekt ist dieses System dann, wenn der Besucher trotzdem den Eindruck gewinnt, ihm seien alle seine Programmwünsche erfüllt worden, und er habe sich selbst einen Einblick in die Realität verschafft. Restriktionen und Verbote dürfen also gar nicht sichtbar werden.

Die Schlußfolgerungen des Besuchers aus dem Gesehenen ergeben sich so aus der Verallgemeinerung der zugelassenen Elemente (dem Besuch der Schulen, der Krankenhäuser, der Fabriken, der Waisenhäuser, der Kindergärten usw.), und wo Lücken bleiben, so werden diese durch persönliche Informationen der Betreuer gefüllt. Natürlich funktioniert dies nur vollkommen, wenn der Besucher die Landessprache nicht spricht – diese wird so zu einer Art Geheimcode – und darüber hinaus auch über keine persönlichen, d.h. nicht-offiziellen Kontakte verfügt. Zu dieser offiziellen Version gehört auch, daß bestimmte Schwächen, Fehler, Mißerfolge von den Betreuern zugestanden, ja sogar antizipatorisch angesprochen werden: Geschähe dies nicht, so dürfte man den Besucher nicht einmal für einen einsamen Spaziergang in die Stadt lassen. In Saigon, wo die Fehler, Schwächen, Mißerfolge mit den Händen zu greifen waren, war dies damals konsequenterweise auch aus »Sicherheitsgründen« untersagt.

Gemeinhin wird die Verbindung zwischen offizieller Version und Augenschein durch ein Minimum an eigener Alltagswahrnehmung gewährleistet. Sind beide nicht allzu weit voneinander entfernt, kann sich unter Umständen sogar ein produktives Spannungsfeld zwischen ihnen ausbilden. Gelingt dies nicht mehr, ist der Bogen, der das hergab, überspannt, so kann von den Betroffenen immer noch die Strategie gewählt werden, in zwei Welten zu leben (und zwei Sprachen zu sprechen), in derjenigen der offiziellen Version, bei Partei und Betriebsversammlungen beispielsweise, und derjenigen des Alltags und der Privatheit, zu Haus und bei nahen Freunden. Es ist dies eine Art von Defektheilung, ähnlich wie jemand, der sich für Napoleon hält und die Anstalt für sein Schloß, durchaus auch in der Lage sein kann, den Anstaltsgarten in Ordnung zu halten. Voraussetzung für diese Wahl ist, daß, wie bei den Bewohnern des jeweiligen Landes, immer noch genügend Alltagsrealität zur Verfügung steht und diese Alltagsrealität weiterhin eine Ganzheit mit eigenen erkennbaren Strukturgesetzlichkeiten bildet, daß sie also verständliche Signale aussendet, zu deren Bedeutung man auch durchdringen kann.

Wird nun unter der offiziellen Version – wie bei den meisten »revolutionären Touristen«, wie H.M. Enzensberger sie genannt hat –, überhaupt keine Alltagsrealität sichtbar, dann ergeben sich für die Betroffenen auch keine gravierenden psychischen Probleme: Das Gewünschte wird eben ungebrochen für wirklich gehalten. Diese Annahme macht sich in einer pars-pro-toto-Generalisierung fest, sie gewinnt aus den wahrgenommenen Einzelheiten, den Schulen, Krankenhäusern, Kindergärten, die »wirklich so sind«, ihre Überzeugungskraft. Je länger der Besuch aber dauert, desto höhere, manchmal geradezu artistische Anstrengungen werden dem Betreuer abverlangt, um die Schlüssigkeit des Gesamtbildes nicht zu gefährden. Dabei sind, wie ebenfalls angedeutet, Komplizenschaften zwischen Betreuer und Betreutem nicht selten. Der Betreute lernt, daß es zu Verstimmungen führt, untunlich, ja vielleicht sogar gefährlich ist, hier oder dort weiter nachzugraben und dementsprechend läßt er es sein. Aber nicht nur, weil er Sanktionen fürchtet: auch, weil er Angst hat, daß sein eigenes Weltbild zusammenbricht. Er hält sich also, so gut er kann, wie ein Neurotiker innerhalb des familiären Gummizaunes, aus der Außenwirklichkeit heraus. Die Deprivation der Alltagswirklichkeit wird so allenfalls am Rande atmosphärisch spürbar – die ganze Reise erscheint einem nach der Rückkehr ein bißchen wie ein Traum – aber sie wird nicht als das, was sie war, als Beraubung der Wirklichkeit, erfahren.

### Die Fragmentierung der Wirklichkeit und ihre wahnhafte Rekonstruktion

Eine Fragmentierung der Wirklichkeit bahnt sich dann erst an, wenn die offizielle Version Risse und Fugen bekommt, unter denen eine Alltagswirklichkeit durchschimmert, die mit ihr nicht übereinstimmt, ja unter Umständen in schreiendem Widerspruch zu ihr steht. Dann erst bricht die offizielle Version zusammen: Sie vermag die Erfahrung von Wirklichkeit nicht mehr zu vermitteln und wird zugleich als absichtsvolle Fehldeutung erkennbar. Damit verschwinden aber auch ihre Konturen: Man kann ihr – den Aussagen der Betreuer, aber auch dem exemplarischen Charakter des selbst Gesehenen – nicht mehr trauen. Man erkennt: darunter oder dahinter ist noch etwas ganz anderes verborgen. Die dargebotene offizielle Version, einschließlich der in ihr enthaltenen, angeblich exemplarischen Wahrnehmung, erweist sich als rhetorische Manipulation, als Realität eines lediglich propagandistischen Diskurses. So wird die offizielle Version schließlich nicht nur, was ihre einzelnen Aussagen betrifft, sondern in ihrem Wesen, als solche, was immer sie auch behaupten mag, als Fehldeutung, als Täuschung verdächtigt: »Die da« haben sich zusammengetan, um »mir« das vorzumachen.

Der Einblick in eine andere, die alltägliche Wirklichkeit, kann sich aber zumeist auch nicht vertiefen, da die Abschottung weiter anhält, ja nach den ersten Zweifeln sich meist noch weiter verstärkt. Die Kraft der Alltagsrealität reicht eben nur dazu aus, die offizielle Version zu dementieren, nicht aber, um ihren eigenen Zusammenhang zu offenbaren. Daraus entsteht folgende Situation: die offizielle Version hat ihre realitätsbildende Kraft verloren, sie ist als tendenziöser Schein entlarvt, hinter welchem sich bestimmte Absichten verbergen. Die hinter dieser offiziellen Version durchschimmernde Alltagsrealität wird aber nur in »flashs«, in kurzen Schnitten, in fragmentierten Zufallswahrnehmungen zugänglich, deren Zusammenhang nicht zu durchschauen, nicht durch eigene Erfahrungsbildung zu verifizieren ist. Sie kann so auch keinen eigenen Hintergrund, keine eigene Tiefe entwickeln. Der »Sinn« der isoliert wahrgenommenen Elemente einer solchen fragmentierten Alltagsrealität beschränkt sich darauf, die Wunschrealität der offiziellen Version zu annullieren. Die Lücken zwischen den sichtbar gewordenen Realitätsfragmenten müssen gleichwohl gefüllt werden – und dies kann, unter den geschilderten Umständen, nur phantasmatisch geschehen: durch Ängste, Vorurteile, Wünsche, Hoffnungen, Gefühle.

Mit einer solchen inhaltlichen Füllung der Lücken zwischen wenigen Realitätsfragmenten durch Phantasmen verbindet sich auch eine mehr formale, strukturelle Veränderung: sie liegt darin begründet, daß die wenigen durchgeschlagenen Realitätsfragmente sich zu keinem verifizierbaren Gesamtbild zusamensetzen können, daß sie keine eigenen Wirklichkeitsmuster ergeben und damit kein zusammenhängendes Signalsystem, keinen »Code«, – sondern auf der Ebene von Erscheinungen und Bildern gebannt bleiben. Auf einmal finde ich mich in einer Situation vor, hinter die ich so und so nicht kommen kann: weder durch die entwerteten Signale der offiziellen Version, noch durch diejenigen der Alltagswirklichkeit, die vorerst unentzifferbar sind. Ich bleibe so oder so an ihrer »Oberfläche«. Diese Oberfläche – die momentanen Erscheinungen – lädt sich dementsprechend mit Sinnträchtigkeit auf: mit der Sinnträchtigkeit, die ich sonst dem hier fehlenden Hintergrund, der Struktur, der Totalität, der »Welt« verleihe. Alle Ängste, Wünsche und Hoffnungen bleiben an sie geheftet, sie versehen sie mit besonderer Bedeutsamkeit. Und ich hatte schon geschildert, wie intensiv die Ängste, Wünsche und Hoffnungen waren, die ich in die vietnamesische »Wirklichkeit« investiert hatte.

Ich will meinen Gedankengang jetzt noch einmal resümieren, um ihn etwas klarer werden zu lassen. Die offizielle Version – die Wunschrealität der Behörde, aber irgendwo auch meine eigene – kann die Alltagsrealität nicht mehr abdecken. Diese bricht durch die über sie gespannte dünne Haut der offiziellen Interpretationen durch. Dennoch wird – unterhalb dieser Haut – auch nur Oberfläche sichtbar, weil ich von den Hintergründen und Zusammenhängen, zu denen ich nur durch eigene Nachforschungen, durch ein Netz verschiedener, wenn auch subjektiver Informationen durchdringen könnte, durch meine Betreuer weiterhin abgeschottet bleibe. Ich kann also die Zusammenhänge zwischen den verschiedenen Erscheinungen nicht erkennen, kann ihre Struktur, ihren Kontext nicht rekonstruieren, bleibe, wie in wahnhafter Ratlosigkeit, an der Oberfläche einzelner, momentaner Erscheinungen – sie sind das einzige, was ich habe – hängen und an sie gebunden. Weder die offizielle Version noch die Alltagswirklichkeit können also einen Boden abgeben, auf dem ich stehen, von dem ausgehend ich mich zurechtfinden könnte. Ich vermag die Zeichen der Alltagswirklichkeit noch nicht zu lesen; und diejenigen der offiziellen Version haben sich als Täuschungen, als manipulierter Schein entpuppt. So schießen Ängste, Wünsche, Glücksgefühle, Vermutungen, Vorurteile, lauter gefühlsbesetzte phantasmatische Gebilde in die Realitätslücken ein und versuchen, den fehlenden Hintergrund zu ersetzen. Es ergibt sich aber auch eine rasche Schnittfolge von Szenen, die alle flüchtig und gefühlsbesetzt sind und auf unüberprüfbaren, sogleich wieder fallengelassenen, nur einen Augenblick lang gültigen Annahmen beruhen: auf Annahmen, die mir gerade in den Kopf kommen. So finde ich mich in einer Situation vor, in der eben alles auch nur Denkbare »wirklich« sein kann. Die Welt besteht eben nur noch auf der einen Seite aus den wenigen bruchstückhaften Alltagswahrnehmungen, die zu mir durchgedrungen sind oder die ich mir erkämpft habe, um mir Halt zu geben, und aus meinen Wünschen, Vorstellungen, Ängsten, Vorurteilen auf der anderen. Sie ist also konstituiert wie ein

Traum: aus Realitätsbruchstücken, an die sich meine Phantasmen hängen.

Ich glaube nicht, daß dies alles nur inhaltsleere Analogien sind. Halt an der Wirklichkeit fand ich nämlich während dieser Reise immer dort, wo sich ein größeres Stück Alltagswirklichkeit, unabgedeckt von offiziellen Versionen, zugänglich machte: so z.B. bei einem »genehmigten« Spaziergang mit einem alten Freund und Kampfgenossen in Hué, beim Besuch in der Klinik eines Kollegen, Professor Ton That Tung, in Hanoi, wo dieser mit seinen Patienten und deren Angehörigen sprach. Ich notierte damals: »Die Banalität, die Alltäglichkeit dieser Szene gibt mir am meisten Sicherheit, die ›petites perceptions‹ sind wieder da, die seit Leibniz einen Gegenstand in die Wirklichkeit eingraben und ihn so abheben von den Produktionen der Einbildungskraft, von Idee, Wahn, Mythos und Traum.« Und kurz danach, als mein Betreuer mich bat, ihm ein paar Zigaretten zu kaufen, noch eine weitere, wirklichkeitsbestärkende Situation: »Vor sieben Jahren, als ich zum letzten Mal hier war, wäre eine solche Szene noch undenkbar gewesen. Der Mythos von Anspruchslosigkeit, Unbestechlichkeit und asketischer Würde war auf dem Gipfel seiner Macht: Ihm zuwider zu handeln, in dem man ... auch nur kleine Geschenke ... annahm, wäre ein Sakrileg gewesen, beinahe tödlich ... auch im Bereich der Wünsche und Nöte fehlten die kleinen Wahrnehmungen, der Betreuer blieb nur in großen Zügen erkennbar, die für Ausländer zugelassen – und vorgezeichnet? – waren, auch er eher eine Gestalt der Legende als des Alltags. P. hat diese Legende verscheucht, er ist aus den Wolken zu mir herabgestiegen, er hat mich zu seinem Kumpel gemacht, ein Stück weit auch zum Komplizen, gegen den Mythos ... Einen Augenblick lang bin ich ganz berauscht davon, daß dies möglich ist, banale Alltagswirklichkeit zwischen den Menschen ist für einen Ausländer wie mich, für den sie im Programm nicht vorgesehen ist, so selten und kostbar geworden, daß sie zu Glück wird. Die alltägliche Wirklichkeit, die blöde Banalität, als Erlösung vom Mythos, wie Gottes Mensch gewordener Sohn – ich muß mich hüten, denn schon habe ich aus ihr einen neuen Mythos gemacht.« Eine solche Erfahrung ähnelt derjenigen des Wiederauftauchens der – gleichfalls als Glück erlebten – Alltagsrealität aus dem Mescalinrausch, aber auch aus der Psychose. Solide wird sie allerdings wohl erst, wenn sie so selbstverständlich geworden ist, daß ich sie nicht mehr bemerke, wenn sie also völlig in den Erlebnishintergrund zurücktritt.

Bisher habe ich den Betreuer, die Vermittlungsinstanz der offiziellen Version, nur am Rande erwähnt. Gleichwohl ist er in der Geschichte, die ich erzählt habe, eine Schlüsselfigur. In einer Situation nahezu totaler Deprivation von Alltäglichkeiten, von Einsicht in die bewegenden Kräfte (z.B. die bürokratischen Mechanismen), von privaten Kontakten ist er der einzige, an den man sich immer halten kann. Vieles übernimmt er selber. Und er hilft in einer Situation der Ratlosigkeit mit Definitionen aus. Was ist er? Reiseführer auf einem Trip? Psychoanalytischer Therapeut? Vernehmungsbeamter bei einer Gehirnwäsche? Oder vielleicht Hermes, mit Orpheus in der Unterwelt, auf der Suche nach Euridike? Dies sind die Assoziationen, die mir kommen. Bezüglich meiner Betreuung in Hanoi habe ich damals notiert: »Diese Stadt hat noch nicht einmal eine private Topographie, die ihr ein vertrautes Gesicht gäbe. Hier wohnt der, dort wohnt jener, hier kann man, auch wenn es verboten ist, hingehen. Kurz, ich bin ganz hilflos und wie ein Säugling in jeder Hinsicht auf Betreuung angewiesen. Deshalb die Vernichtungsangst, wenn sie – wie beim Säugling die Flasche (oder die Zärtlichkeit) – zu lange auf sich warten läßt. Deshalb auch die irrationale Bereitschaft, wenn sie dann doch kommt, fast wie ein vom Tode Erretteter zu reagieren, mit intensiver Zuneigung und Dankbarkeit. So werden Bande geknüpft, die noch lange halten, wenn man wieder zu Hause ist.« Der Betreuer ist also in einer solchen Situation die einzige Brücke zu einer sonst unzugänglichen Wirklichkeit. Aber gleichzeitig muß er sich ganz klein machen, die vitale Funktion, die er erfüllt, möglichst unsichtbar: sie darf nicht erkannt, nicht als solche identifiziert, sondern nur gefühlt, nur erspürt und mit dem Betreuer assoziiert werden.

## Aus dem Wahn lernen

Zum Schluß komme ich wieder zu meiner Ausgangsfrage zurück: Was läßt sich aus dem Wahn lernen, welche Erkenntnisse macht er uns zugänglich? Mir hat er begreiflich gemacht, daß man nicht nur aus inneren und interaktionellen, sondern auch aus äußeren Konstellationen heraus verrückt werden kann. Aus inneren und interaktionellen, das ist seit langem bekannt, die Biochemie, die Psychoanalyse, die Kommunikationstheorie, die moderne Systemtheorie haben sich dazu geäußert. Aber auch aus äußeren Konstellationen, zu denen die Deprivation von Alltäglichkeit gehört, zugunsten von offiziellen Versionen, und zwar, wenn diese ihrerseits, unter dem Druck der Alltagswirklichkeit, vor der sie abschirmen sollen, Risse und Fugen zeigen und schließlich nicht mehr als Deutungsschema der Wirklichkeit akzeptiert werden können: wobei aber gleichzeitig die Alltagswirklichkeit in ihren Zusammenhängen und Hintergründen dem eigenen Augenschein weitgehend entzogen und so auf Erscheinungen, Momente, Schnitte gebannt bleibt. Unter solchen Bedingungen werden kulturelle – und ich möchte hinzufügen, auch gesellschaftliche und situative – Bedeutungen, DEVEREUX hat es für Psychosen beschrieben, zwangsläufig zu Spielmaterial der eigenen, individuellen Phantasmen: zu Spielmaterialien von Ängsten, Wünschen, Hoffnungen, Vorurteilen, die mit Realitätsfragmenten nach den Strickmustern der jeweiligen emotionalen Grundsituation zusammengefügt und, weil die Bedeutungs- und Wirkzusammenhänge ausgespart bleiben, im jeweiligen Moment als Anblicke, als bloße Erscheinungen und Facetten, bedeutungsüberladen sind. So kommt es zu einem, was die Betroffenen angeht, unpathologischen, »normalen« Wahn. Anders gesagt: Ein solcher Wahn kann, wenn man seine ersten Anzeichen registriert, wenn man Sensibilitäten für seine Vorform entwickelt, zum Erkenntnismittel darüber werden, in welchem Verhältnis individuelle und kollektive Wunschwirklichkeit – die offizielle Version – zum eigenen Augenschein steht, darüber also, in welcher Realsituation ich mich befinde. So begreife ich auch das, was ich brauche, um nicht verrückt zu werden: in Vietnam war das für mich eine auch mir zugängliche Alltagsrealität. Ob solche Erkenntnisse für alle Menschen Gültigkeit haben oder nur für einen Menschen abendländischer Kultur wie mich, in einem Zeitalter, wo für 70 Jahre Kapitalismus und Sozialismus aufeinandergestoßen waren, wage ich nicht zu entscheiden. Dazu reicht wohl auch meine ethnopsychiatrische Kompetenz nicht aus. Denn das Spiel, das ich mit den kulturellen und gesellschaftlichen Bedeutungen in meinem »normalen« Wahn zu treiben gezwungen bin, ist doch wohl Teil eines größeren Spieles, das diejenigen mit mir treiben, die meine Grundsituation in der Wirklichkeit definieren.

# Kapitel 2:

## Vom Wahn zur Methode – von der Methode zum Wahn

Ich habe im ersten Kapitel bewußt von »Wahn*erfahrungen*«, nicht von »Wahn*erleben*« gesprochen. Denn es gibt im menschlichen Leben keine etwas komplexeren Erfahrungen, die ausschließlich auf der Unmittelbarkeit des Erlebens beruhen. Das gilt auch für Wahnerfahrungen. Spätestens dann, wenn sie die Form von Worten und Sätzen annehmen, werden sie in ein Bedeutungssystem eingebaut, das einer Gruppe von Menschen als Orientierungsrahmen dient und seine Grundlagen in der ihnen gemeinsamen Lebenswelt hat. – Darüber hinaus gehen in das Erleben und seine Äußerungen aber auch die spezifischen Sichtweisen ein, die sich jeder einzelne im Verlauf seiner eigenen Lebensgeschichte aneignet. Erfahrung ist also immer schon individualbiographisch und gesellschaftlich *verarbeitete* Erfahrung. Wird über Erfahrungen gesprochen, so geschieht dies zwangsläufig in Worten, denen bestimmte Begriffe, und das heißt verallgemeinerbare Bedeutungen, zugrunde liegen. Zwar werden diese Bedeutungen immer auch von einem subjektiven, begrifflich noch unpräzisierten, atmosphärischen Bedeutungshof umschwebt – einem Bedeutungshof aber, der ebenfalls auf der Suche nach einem verallgemeinerbaren Ausdruck, nach einem ihn »treffenden« Wort ist.

Dies gilt in besonderem Maße für die Wahnerfahrungen eines Professionellen der Psychiatrie. Sie werden immer wieder durch die »Einschaltung« von Vorstellungen und Begriffen aus seiner Berufssphäre gebrochen, die sich umgekehrt an ihnen aber auch bewähren und schärfen müssen. So sind die Wahnerfahrungen eines Psychiatrie-Professionellen selber schon ein erster Schritt zu einer methodisch-begrifflichen Reflexion: Im vergangenen Kapitel, in dem ich verschiedene eigene Wahnerfahrungen in Form eines biographischen Essays darzustellen versuchte, war das schon deutlich geworden.

## Reflexion über Wahnerfahrungen

Diese bislang bloß angedeutete Reflexion über Wahnerfahrungen soll nun weiter – und in verschiedene Richtungen – entfaltet werden. In den nächsten Kapiteln wird dies anhand eines empathischen Verständnisversuches einer *fremden Wahnerfahrung* geschehen, und zwar der Psychose eines schizophrenen Patienten, der in den ersten zehn Tagen seines stationären Aufenthaltes in der Freiburger Universitätspsychiatrie in eine katatone Krise abtauchte. Ich begegnete diesem Patienten im Frühjahr 1957; seine Krankengeschichte habe ich bereits damals, während seiner stationären Behandlung, so niedergeschrieben, wie sie hier, als 3. Kapitel dieses Buches, dasteht. Für die darauffolgenden fünf analysierenden Kapitel brauchte ich dann aber gut drei Jahre: erst 1960 war ich mit ihnen einigermaßen fertig. Sie sind für dieses Buch geringfügig verändert und gekürzt worden. Ihr Thema ist die phänomenologische Analyse meiner eigenen Wahrnehmung des schizophrenen Ausdrucks dieses Patienten, und zwar auf jeweils verschiedenen Bezugsebenen: derjenigen des Gespräches, der Handhabung, der Orientierung und schließlich der »vitalen« Lebensäußerung. Als letztes versuche ich den Prozeß seines regressiven Abtauchens in die katatone Selbst- und Weltvernichtung begreiflich zu machen. Dabei kam sehr schnell heraus, daß die meisten klassisch-psychopathologischen Begriffe – mit Ausnahme einiger auf Bleuler (1911) zurückgehenden Termini wie »Dissoziation«, »Ambivalenz« und »Autismus« – sich nicht dazu eigneten, die Besonderheit des schizophrenen Ausdruckes (Wulff 1956, Wyrsch 1936, 1946) angemessen wiederzugeben: so nämlich, wie er sich in dem Eindruck widerspiegelte, den ich von diesem Patienten empfing. – Das kam allerdings nicht ganz unerwartet. Zu meiner Überraschung galt es aber auch für die anthropologische Psychiatrie (v. Baeyer 1955, Zutt 1963) und die meisten der von Ludwig Binswanger (1957) in die Psychiatrie eingebrachten daseinsanalytischen Kategorien. Während die klassisch-psychopathologischen Begriffe, z.B. die K. Schneiderschen »Symptome 1. und 2. Ranges« (1955), aber auch die formalen Wahndefinitionen: K. Schneiders »Zweigliedrigkeit« sowie GRUHLES (1951) »Beziehungssetzung ohne Anlaß« – den Wahnsinn überhaupt nicht zu fassen bekamen (und ihn wohl auch gar nicht fassen wollten, weil ihre Schöpfer ihn ohnehin für uneinfühlbar und unfaßbar erklärten), wurde er von den daseins-analytischen Kategorien als eine Form allgemein-menschlicher Möglichkeiten vorzeitig befriedet – und damit das Irritierende, ja Skandalöse an ihm zum Verschwinden gebracht. Sie übten also, indem sie ihn humanitär entschärften, eine Art begrifflicher Tranquilizerwirkung auf den Eindruck aus, den der Ausdruck des Wahnsinns bei mir hervorgerufen hatte. Ich fühlte mich durch sie entängstigt, beruhigt, aber gleichzeitig dabei auch um meinen Gegenstand selber gebracht.

So sah ich mich damals gezwungen, den Wahnsinn vermittels – zunächst durchaus etwas handgestrickter – eigener Begriffe darzustellen, die, wenn überhaupt irgendwo, in der Konstitutionsphänomenologie HUSSERLS (1939/1948) einige Wurzeln hatten. Die Methode, die ich dabei zu Hilfe nahm, war die phänomenologische *Epoché*, die alle Ergebnishaftigkeit und Gegenständlichkeit des Erscheinenden einzuklammern versucht. Auf diese Weise sollte das »Wesen« des Wahns ebenso freigelegt werden wie der *Akt* des Wähnens selber, als der spezifische Bewußtseinsakt, der schizophrene Erlebnis*inhalte* und *-formen* überhaupt erst hervorbringt.

Aber auch diese Methode kam, vor allem in den letzten drei Kapiteln dieses zweiten Teiles, an ihre Grenzen. Anders als bei der phänomenologischen Analyse normalpsychologisch erklärbarer Zustände – z.B. der Sympathie (SCHELER 1948), des Ekels, der Freude, der Lust usw. – gelangte der Negationsprozeß der Epoché – in der klassischen Aussageform des »so nicht - aber« – nämlich weder zu einem schließlich selbstevidenten »Wesen« des Wahnsinns; noch erreichte ich es, die Spezifität des *Wähnens* als *Bewußtseinsakt* deutlich vor mich zu bringen. Versuchte ich das, so landete ich bei einer Art unendlichem Rekurs: kaum meinte ich, dem Wahnsinn und dem Wähnen auf die Spur gekommen zu sein, erwiesen sich beide bereits von einer intersubjektiven, sinnverleihenden Vernunft eingemeindet, waren also gar kein Wahnsinn und gar kein Wähnen mehr, sondern eben – wie die Daseinsanalyse es wahrhaben wollte – zu einer spezifischen, beschreib- und bestimmbaren Daseinsgestalt menschlichen Lebens geronnen. So hatte ich jedesmal, bei einem erneuten Blick auf den Wahnsinn, das demütigende Gefühl, ihn schon wieder verfehlt zu haben, und mußte wieder aufs neue mit der Einklammerung anfangen. Ich fand mich also verstrickt in eine antilogische Aporie, in ein unaufhebbares *Paradox*, und fühlte mich, wie Achilles die Schildkröte, unfähig, den Wahnsinn je einzuholen.

Dies änderte sich erst Jahre später, als ich nämlich begriff, daß diese Aporie nicht bloß meiner begrifflichen Hilflosigkeit geschuldet war, sondern auch dem Gegenstand selber. Wahnsinn war eben gar nicht »essentialistisch« zu fassen, sondern nur auf einer *Metaebene*, nämlich im reflektierenden Nachvollzug des unendlichen Rekurses selber, in welchem er sich mir zu entziehen suchte. Dies setzte das tentative, versuchsweise Aufbrechen der logischen Spielregeln intersubjektiver Vernunft voraus, das *Sich-geschehen-Lassen der Paradoxie*. Das hieß aber: ich mußte nicht nur die »Resultathaftigkeit« der *Gegenstände*, die ich untersucht hatte, einklammern, suspendieren, negieren, sondern zugleich auch die Grundlage des phänomenologischen *Verfahrens*, dessen ich mich bedient hatte: eine intersubjektive, sinnbezogene Vernunftlogik.

Damit war die phänomenologische Methode selber, indem sie sich radikalisiert hatte, auch an ihre eigenen Grenzen gekommen. Sie erlaubte es mir nunmehr zwar, meinen Gegenstand zu erfahren, aber nicht mehr, diese Erfahrung in Worte oder Begriffe zu fassen. Immerhin: »Unverständlichkeit« erwies sich jetzt in bezug auf den Wahnsinn nicht mehr als ein Mangel, vor dem das »Verständnis« kapitulieren muß, sondern als das eigene Wesen des Wahns. In der Folge mußte es nun darum gehen, ihn als *Produktionsakt von Unverständlichkeit* zu fassen. Die Unverständlichkeit des Wahnsinns durfte also gar nicht »überwunden«, sie mußte vielmehr als Unverständlichkeit selber spür- und begreifbar werden. Die richtige Frage lautete also: Was ist das eigene Wesen von Unverständlichkeit? Wodurch wird sie begründet? Und wie läßt sie sich, ohne von der intersubjektiven

Vernunft eingemeindet zu werden, als Unverständlichkeit aufrechterhalten?

## Das Wesen von Unverständlichkeit

Den Versuch, diese Fragen zu beantworten, mache ich im dritten Teil dieses Buches. Wenn man aber etwas, wie hier das Wesen von Unverständlichkeit, in Worte fassen will, muß man es auch von etwas anderem, was es gerade nicht ist, abgrenzen können. So ergab sich die Notwendigkeit, in einer ähnlich konsequenten Radikalität das Gegenteil des Wahnsinns phänomenologisch zu begreifen, nämlich eine sinnbezogene intersubjektive Vernunft, die man abgekürzt *»Sinnlogik«* nennen könnte. Das hieß, daß ich nunmehr auch ihre Grundlagen, die Spielregeln der Logik, einklammern mußte und die Frage sich stellte, welche *Akte* diese Vernunft und ihre Regeln begründen und woraus sie sich »synthetisch« zusammensetzt. Nur so konnte ich hoffen, mir den Wahnsinn als ihr Gegenteil begreiflich zu machen. Dabei trat mir zunächst aber ein ähnliches Problem entgegen wie dasjenige, auf das ich beim Versuch, den Wahnsinn zu fassen, schon gestoßen war. Die Spielregeln der Logik, aber auch die anderen Grundlagen intersubjektiver Vernunft erwiesen sich nämlich sämtlich als vorausgesetzte, überhaupt nicht mehr begründbare »natürliche Selbstverständlichkeiten« (Blankenburg 1971), und die Akte, die sie hervorbrachten, als »nichtssagende« Tautologien. Auch hier war ich bei einer, allerdings bei einer anderen, der Paradoxie komplementären antilogischen Aporie, nämlich der *Tautologie*, gelandet. Und es blieb mir nichts anderes übrig, als mich, wie vorhin dem *Vollzug* der Paradoxie, jetzt dem *Vollzug* dieser Tautologie zuzuwenden und dann erst über ihn auf einer Metaebene kritisch zu reflektieren. Für diese beiden Metareflexionen: über den Vollzug der Paradoxie und der Tautologie – fehlten mir aber die Begriffe. Und deshalb habe ich hier die Pferde gewechselt und bin von der phänomenologischen zur konstruktivistischen Methode übergegangen.

Zum methodischen Vorbild habe ich mir dabei das erste Kapitel des »Kapitals« von KARL MARX (1867/1968) über den Fetischcharakter der Ware genommen. MARX war, indem er die Welt – nicht nur die ökonomische, auch die Welt der Ideen – aus der Dialektik von Gebrauchs- und Tauschwert rekonstruierte, der erste radikale Konstruktivist. Ich habe also versucht, zwei ähnlich elementare Bausteine für das Entstehen einer sinnbezogenen intersubjektiven Vernunft ausfindig zu machen und dann den Prozeß zu beschreiben, der sie zusammen und auseinander bringt. Was die beiden Bausteine angeht, bin ich bei der *kulturhistorischen Schule* der Sowjetunion, bei VYGOTSKIJ (1934/1986) und LEONTJEW (1973) und bei der *kritischen Psychologie* KLAUS HOLZKAMPS (1983) fündig geworden. Die beiden Bausteine, aus denen sich ihnen zufolge intersubjektive Vernunft zusammensetzt, sind *»persönlicher Sinn«* einerseits und *»verallgemeinerbare, vermittelbare Bedeutung«* andererseits. Stark vereinfacht repräsentiert der erste, der persönliche Sinn, den Beziehungs- und Subjektpol der intersubjektiven Vernunft in der Erkenntnisbeziehung der Individuen zur Welt, der zweite, die verallgemeinerbare und vermittelbare Bedeutung, ihren Objektpol. Man könnte »Sinn« auch ihrem affektiv-voluntativen, »Bedeutung« ihrem kognitiven Aspekt zuordnen. Schließlich lassen sich auch noch verschiedene andere Bezugsebenen an diese Begriffe anknüpfen: der »Sinn« wäre eher dem Inneren des Subjektes entsprungen, während die Bedeutungen die Strukturen der außer ihm liegenden Welt repräsentieren; man könnte aber auch sagen, daß der Sinn etwas Globales, noch Unentfaltet-Geballtes darstellt, während die Bedeutungen schon explizite Momente eines Verständigungssystems bilden.

Die Hauptschwierigkeit mit diesen Begriffen lag für mich aber darin, Sinn und Bedeutung, die in der »normalen« Erfahrung, zumindest als Dimensionen, immer miteinander verknüpft sind – und dies so sehr, daß die Worte, die für sie stehen, oft austauschbar erscheinen –, doch scharf voneinander zu trennen. Dies gelang dadurch, daß ich »Sinn« zu »subjektiv-situativem Sinn« präzisiert habe, darauf, worauf jemand *hier* und *jetzt* gerade aus ist. Der so präzisierte Sinnbegriff rückte damit unvermutet nahe an eine mir seit langem vertraute Kategorie heran, diejenige der Intentionalität des Subjektes, wie sie von HUSSERL (1939/1948) und HEIDEGGER (1927) herausgearbeitet wurde, aber auch an die Kategorie der Libidobesetzung von Objekten – eine Kategorie, die FREUD (1911/1945, S. 311) selber später zu derjenigen einer Besetzung mit »Interesse überhaupt« erweitert hat. Vor allem aber ließ er sich nun von den im jeweiligen Moment vorgefundenen Bedeutungen, auf die er traf, methodisch trennen.

Diese *Bedeutungen* enthüllten nun ihrerseits drei ihnen innewohnende Wesensmomente: *einmal*, daß sie Teil eines Bedeutungs*systems*, Artikulationsformen eines offenen Ganzen, letztlich der Welt waren, *zum zweiten*, daß sie eine eigene *Geschichte* hatten und *drittens* schließlich, daß sie *Verallgemeinerbarkeit* und *Vermittelbarkeit* – und das heißt eben auch *Verständlichkeit* – beanspruchten. Jede Bedeutung, der ein »vernünftiges Wesen«, das auf etwas aus ist, aktual begegnet, ist also immer schon durch dessen Gattungs-, Gesellschafts- und Lebensgeschichte, durch seine eigene *Vergangenheit* vorgeprägt, eine Vergangenheit, die aber auch mit der Vergangenheit der anderen, seiner Mitmenschen, zu einem Netz verknüpft ist. Und das ermöglicht es verschiedenen Individuen – aber auch dem gleichen Individuum –, zu verschiedenen Augenblicken – sich vermittels einer Bedeutung auf etwas als Dasselbe, mit sich selbst Identische, zu beziehen. – Solche systemischen, geschichtlichen und intersubjektiven Bedeutungen sind nun aber, sofern man nicht wahnsinnig ist, von vornherein immer schon mit der Dimension des subjektiv-situativen Sinnes verbunden, damit, daß man hier und jetzt mit ihnen, im Prinzip jedenfalls, auch etwas *anfangen* kann. Dabei kann dies »Anfangen« – in seinem doppelten Wortsinn als »beginnen« und als »verwenden können« – eine emotional positive, negative, aber auch neutrale Markierung haben.

In solchen Formulierungen kommt schon zum Ausdruck, daß ich Bedeutungen – in ihrer Verbindung mit Sinn – immer als mögliche *Handlungsanweisungen*, als potentielle *Tätigkeitsbedeutungen* begreife. Auch das ist nichts Neues: vor der kulturhistorischen Schule hatten das sowohl Marx (1867/1968) als auch Heidegger (1927, S. 68) getan. Durch ihre Verallgemeinerbarkeit und Vermittelbarkeit ermöglichen Bedeutungen die Kooperation verschiedener Individuen, und dies auch über deren individuelle Lebenszeitgrenzen hinweg. In ihnen ist nämlich auch das Produkt gesellschaftlicher Arbeit – einschließlich der Begriffsarbeit – über Generationen hinweg sedimentiert, sie enthalten in sich, zumeist implizit, ihre ganze eigene Vergangenheit, ihre ganze eigene Geschichte. Sie sind die Faktizität in und mit der ich mich »existierend« vorfinde – als jemand, der gerade hier und jetzt auf etwas, was nur Bedeutung sein kann, aus ist.

## Anerkennung und Aberkennung

Im Anschluß an diese Begriffsarbeit versuche ich nun, dreierlei zu zeigen:

1. daß in der Schizophrenie subjektiv-situativer Sinn und verallgemeinerbare Bedeutungen nicht bloß nicht mehr aufeinander bezogen werden können, sondern sich vielmehr darüber hinaus gegeneinander richten und sich gegenseitig annullieren. Aus einer Empfänglichkeits- und Teilhaftigkeitsbeziehung zwischen ihnen, die nur im Rahmen der intersubjektiven Vernunft Bestand hatte, wird im Wahnsinn eine Beziehung gegenseitiger Abstoßung, Verwerfung und Durchkreuzung;
2. daß es eines ständig »mitlaufenden« spezifischen Bewußtseinsaktes bedarf, um Sinn und Bedeutung miteinander verknüpft zu halten: ich beschreibe ihn – mit Hegel (1807/1973, S. 464 ff.), Wittgenstein (1984c, S. 387), Levinas (1971/1992, S. 73 ff.), mit Honneth (1994) – als *Anerkennungs-* (bzw. Bejahungs-)Akt ihrer wechselseitigen Teilhaftigkeits- und Empfänglichkeitsbeziehung. Erst durch ihn wird Intersubjektivität gestiftet. Solche Akte haben einen tautologischen, Selbigkeit zusprechenden Charakter: »Eine Rose für mich ist eine Rose für dich ist eine Rose für ihn, für sie, für uns, für euch, für sie ... eine Rose ist

eine Rose«. Dabei nimmt die Beziehung zwischen subjektiv-situativem Sinn und verallgemeinerbarer Bedeutung ebenso von einer ihre Aufeinanderbezogenheit anerkennenden Tautologie ihren Ausgang, wie sie erst in einer solchen Tautologie – beim Abschluß eines Erkenntnisprozesses oder einer Tätigkeitssequenz – vorläufig »befriedigt« zur Ruhe kommt. Solche Selbigkeit zusprechenden sein- und loslassenden und damit Passivität konstituierenden Akte sind also letztendlich in *Befriedigungserfahrungen* begründet, die ihnen damit auch eine bis ins »Biologische« reichende Dimension verleihen. Beim Menschen kommt es zu einer solchen befriedigten Anerkennung bereits, wenn man das Seine, seinen Teil an einer Sache getan hat, und sie, so wie sie gerade ist, – einstweilen – sein- und loslassen darf. Dieser Argumentationsstrang, der sich mit der Beziehung von Anerkennung und Befriedigung befaßt, wird in dem vorliegenden Buch allerdings nicht weitergeführt. Der interessierte Leser kann ihn in zwei anderen Veröffentlichungen nachlesen (Wulff 1994a, Wulff 1994b).

3. Daß der Anerkennungsakt, der intersubjektive Vernunft begründet, im schizophrenen Prozeß in einen Aberkennungsakt der Teilhaftigkeitsbeziehung von Sinn und Bedeutung umschlägt, die damit zu einer totalisierenden Gegenteiligkeitsbeziehung wird, hat schwerwiegende Folgen. Dadurch kommt es zu einer Aufkündigung der Grundlagen intersubjektiver Vernunft, ihrer logischen bzw. grammatischen Spielregeln, wie sie die Philosophie, von Aristoteles (zit. n. Heidegger 1927) bis Wittgenstein (1984a, 1984b, 1984c) minutiös herausgearbeitet hat. Damit einher geht einerseits, daß verallgemeinerbare Bedeutungen, wenn man sich sinnbezogen auf sie zu richten versucht, zu bloßen Bedeutungshülsen werden, andererseits aber auch, daß durch Bedeutungen unvermittelbar gewordene Sinnansprüche, totalisierende Sinnanrufungen, diese entleerten Bedeutungshülsen gleichsam aufladen und durchdringen und von ihnen aus unvermittelt und unvermittelbar auf

die von der Aberkennung betroffenen Individuen einwirken.

Blickt man von dieser Reflexionsstufe auf den zweiten Teil, die Analyse einer katatonen Selbst- und Weltvernichtung zurück, so wird offenbar, daß ich die Begriffe »Sinn« und »Bedeutung« bereits bei der Abfassung dieses Textteiles, 1957-1960, voneinander zu trennen suchte (indem ich »Bedeutung« von »Bedeutsamkeit« unterschied), diese Unterscheidung aber begrifflich nicht konsequent genug durchgehalten hatte. Dabei spiegelt die durch die Reflexion erreichte begriffliche Trennbarkeit beider Termini die in der Psychose sinnlich wahrgenommene und bis in den leiblichen Bereich hinein erfahrene wirkliche Trennung, ja Aufspaltung von Sinn und Bedeutung, aber auch der anderen Grundbeziehungen der Intersubjektivität wieder.

Entscheidend für das Verständnis dieses dritten Teiles ist es nun vor allem, daß der Begriff der »Aberkennung« ebenso wie derjenige der »Anerkennung« nicht als *Resultat* von Bewußtseinsakten, sondern als ihr *Vollzug* selber verstanden wird. *Alternativ* begleiten diese beiden Akte die Hinwendung der Individuen zur Welt, stellen also aktual, in jedem Moment, in jedem Bewußtseinsakt, *entweder* eine sinnbezogene intersubjektive Vernunft *oder* Wahnsinn her.

Damit ist in gewisser Weise aber auch ein Konstruktionsplan entwickelt, der zeigt, wie Wahnsinn hervorgebracht werden kann und unter welchen Bedingungen er entsteht:

1. von innen, als ein Aussetzen des Anerkennungsmechanismus selber, als seine »Umschaltung« auf Aberkennung gleichsam;
2. aufgrund lebensgeschichtlich entstandener Vulnerabilitäten, wenn in bestimmten Situationen nur der Ausweg der Aberkennung der intersubjektiven Grundlagen der Vernunft bleibt, weil sie als solche bereits eine tödliche Gefahr signalisieren und schließlich
3. wenn aus äußeren Gründen Sinn und Bedeutungssystem füreinander unerreichbar gemacht werden. Damit ist aber auch der Weg vorgezeichnet von der Methode zurück zum

Wahnsinn. Wahnsinn wird nun zu etwas, das auch bewußt, »methodisch«, erzeugt werden kann, was seine eigene Logik und Grammatik hat.

Gleichzeitig wird aus dieser Sicht verständlich, daß die Beziehung zwischen Sinn und Bedeutung nicht immer *global* aberkannt wird, sondern oft nur *in einzelnen, besonders sensiblen Lebensbereichen*; aber auch, daß sie, unabhängig von solchen Regionalisierungen, auch nur *bestimmte Bezugsformen* (die rational diskursive z.B.) zu betreffen braucht, während andere – die mythologische oder die magische – von ihr noch unberührt bleiben können. Dies führt eine *entwicklungspsychologische* Dimension in die Betrachtung von Wahnerfahrungen ein. Und schließlich macht der Umstand, daß Anerkennung und Aberkennung nur in ihrem aktualen Vollzug »existieren«, den raschen Wechsel zwischen wahnhafter und sinnbezogener Bedeutungswahrnehmung, zwischen zerfahrenem und geordnetem Denken begreiflich.

### Therapeutische Anwendbarkeit

Im vorletzten, zwölften Kapitel, geht es dann um die therapeutische Anwendbarkeit der entwickelten subjektwissenschaftlichen Theorien. Was als »Anerkennung« der Aufeinanderbezogenheit von Sinn und Bedeutung begrifflich bestimmt wurde, wird hier zum Leitmotiv einer Psychosenpsychotherapie. Während die Produktion von Wahnsinn durch *Aberkennung* letztlich ein solitärer Akt ist (auch wenn der Kranke erst durch seine Lebensgeschichte, oder durch die gesellschaftlichen Verhältnisse, in denen er lebt, in diese Einsamkeit hineinkatapultiert worden ist), setzt der therapeutische *Anerkennungsakt* von vornherein die Möglichkeit von Partnerschaft voraus. Der Radikalität schizophrener Unverständlichkeit muß in der Therapie eine ihr gleichkommende Radikalität eines »grundlegenden«, seinlassenden Verstehens entgegengesetzt werden. Das bedeutet aber auch, daß das therapeutische Verstehen niemals ein kognitiver Akt allein sein kann. Als *intersubjektives* Verstehen muß es den

Charakter eines »gegenseitigen Sich-Einlassens in den intersubjektiven Begegnungszusammenhang« (WULFF 1993a) enthalten, und zwar in Form eines »sein-lassenden Sich-Zusprechens der Selbigkeit und Andersheit der Dinge«. In den beiden Kapiteln des vierten Teils wird näher ausgeführt, daß es vor allem der – tautologisierende – Akt der Anerkennung ist, in welchem das Selbst- und Anderssein-Können sich aussprechen kann.

Der skeptische Leser wird sich nun fragen, ob es sich bei alldem nicht bloß um leere Begriffskonstruktionen ohne jeden Realitätsgehalt handelt. Dagegen spricht ein Experiment, dem ich – unwillentlich – 1958 einige Freiburger Kollegen unterzogen hatte. Ich war gerade von einer zweiwöchigen Klausur in einer zugeschneiten Schwarzwaldhütte zurückgekehrt, während derer ich die wesentlichen Begriffe für die Analyse der katatonen Krise R.s entwickelt hatte. Beim Mittagessen im Ärztekasino versuchte ich, mit ihrer Hilfe seine wahnhafte Ratlosigkeit zu rekonstruieren und den anwesenden Kollegen mein neues Konzept so begreiflich zu machen. Ein erst in diesem Augenblick hinzukommender weiterer Kollege, der noch kein Wort von meinen Erläuterungen gehört hatte und einen freien Platz suchte, blieb nach einigen Schritten mitten im Raum stehen und sagte: »Was herrscht denn hier für eine Wahnstimmung?«

Die Rekonstruktion hatte also ihre Wirkung gezeigt. Ich hoffe, daß auch ihre schriftliche Form in diesem Buch ähnliches zuwege bringen kann – und es gleichwohl nicht bloß dabei beläßt.

# Teil II:

# Weltvernichtung – Selbstvernichtung

# Kapitel 3

## Krankengeschichte

Friedrich R., ein 45jähriger Handelsvertreter, kam im Frühjahr des Jahres 1957 zur ambulanten Untersuchung in die Freiburger psychiatrische Universitätsklinik und mußte noch am gleichen Tage auf der Station für ruhige psychisch Kranke aufgenommen werden. Er selber hatte seine Frau gebeten, ihn nach Freiburg zu bringen, weil er überzeugt war, an einer unheilbaren Geisteskrankheit zu leiden.

R. war ein großer schlanker Mann, an dem ein besonders ausdrucksvolles Gesicht auffiel, das ganz auf die Augen zentriert war. Seine Kleidung drückte dezente Eleganz aus. Die Haltung war leicht gebeugt; Gang und Bewegungen wirkten zögernd und unschlüssig. Sie ließen jeden Elan vermissen und erweckten den Eindruck, daß R. zu erschöpft war, um den Ereignissen noch einen Widerstand entgegenzusetzen, von denen er sich betroffen meinte. So bot er ein Bild trostloser Passivität, das den ersten Untersucher auch zu der Annahme veranlaßt hatte, R. leide an einer gehemmten Depression. R.s Blick drückte aber nicht nur Schwermütigkeit aus, er wirkte dazu noch befremdet, zeitweise abwesend, dann wieder verschreckt. Von Zeit zu Zeit schien ihn auch etwas zu durchzucken, das ihn erstarren machte. Wegen dieser Unstetheit wurde bereits während der ambulanten Untersuchung differentialdiagnostisch die Erwägung angestellt, ob es sich bei der Krankheit R.s nicht doch um eine beginnende schizophrene Prozeßpsychose handele.

Die *objektive Anamnese* wurde von der 35jährigen Ehefrau R.s erhoben, die gepflegt, nüchtern und tatkräftig wirkte. Über Geburt, Kindheit und Jugend ihres Mannes konnte sie nur bruchstückhaft Auskunft geben, da sie ihn erst 1946 kennengelernt hatte, und er von seinem früheren Leben nur selten etwas erzählte; ihrer Meinung nach hinge das mit unglücklichen Erfahrungen zusammen, die er sich nicht ins Gedächtnis zurückrufen wolle. R.s Eltern seien geschieden gewesen. Er selber habe die höhere Schule aus wirtschaftlichen Gründen vorzeitig verlassen müssen und sei einige Jahre zur See gefahren. Eine erste Ehe, während des Krieges geschlossen, um die Frau versorgt zu wissen, habe einen unglücklichen Verlauf genommen und schließlich zur Scheidung geführt. An früheren Krankheiten R.s sei ihr nur eine Lues bekannt, die dieser 1946 aquiriert hätte; diese Krankheit sei glücklicherweise früh entdeckt worden, so daß sie rasch völlig ausgeheilt werden konnte.

Sie selbst habe R. 1948 geheiratet. Größere Schwierigkeiten habe es während ihres Zusammenlebens nicht gegeben; da keine Kinder kamen, habe sie die ganze Zeit über mit ihrem Mann beruflich zusammengearbeitet; dieser habe es dabei trotz seiner zurückhaltenden Wesensart an der nötigen Tatkraft nicht fehlen lassen. Im Privatleben habe sie allerdings seinen geistigen Interessen nicht immer folgen können, die sich besonders auf altindische und altpersische Philosophie erstreckt hätten. Seit sie R. kenne, sei dieser nachdenklich und sogar »ein bißchen grüblerisch« gewesen, was ihn jedoch nicht daran gehindert habe, von Zeit zu Zeit fröhlich und sogar ausgelassen zu sein. Ihr gegenüber sei er immer gütig und besorgt gewesen; obwohl er es nie ausgesprochen habe, glaube sie, daß ihre Gegenwart ihm nach den früheren Enttäuschungen wohl tat. Zwar sei es auch in ihrer Ehe gelegentlich zu häuslichen Auseinandersetzungen gekommen. Diese hätten jedoch nie über längere Zeit Schatten hinterlassen. In ihrem kleinen Bekanntenkreis habe R. sich sichtlich wohl gefühlt und sei seinerseits dort wegen seiner Zurückhaltung und Hilfsbereitschaft geschätzt und beliebt gewesen.

Im Spätherbst 1956 hätten beide Eheleute, ohne eigenes Verschulden, einen schweren Autounfall erlitten. Dieser hätte bei R. wie bei seiner Frau eine Gehirnerschütterung zur Folge gehabt und ihr Fahrzeug in einem unbrauchbaren Zustand hinterlassen. Wie wir vom Krankenhaus K. erfuhren, war R. eine halbe Stunde bewußtlos, ohne daß es während dieser Zeit oder auch später zu Blutungen aus Ohren, Mund oder Nase gekommen wäre. Er mußte sich auch nicht erbrechen. Nur ein Bluterguß unter dem linken Oberlid konnte zunächst den Verdacht erwecken, daß R. einen Schädelbruch erlitten habe. Das Röntgenbild ließ eine Bruchlinie jedoch nicht erkennen, und dieser Verdacht wurde fallengelassen. Zwei bis drei Tage war R. leicht benommen, dann stellte sich seine Besonnenheit ganz wieder her. Der weitere Heilverlauf wurde zwar noch durch eine Lungenentzündung kompliziert; diese konnte jedoch durch antibiotische Behandlung sehr rasch wieder kupiert werden. Zu einem pneumonischen Delir oder irgendwelchen anderen abnormen psychischen Erscheinungen kam es dabei nicht. Einen Monat nach dem Unfall konnte R. nach Hause entlassen werden. Er war körperlich zwar zu diesem Zeitpunkt noch etwas geschwächt, aber frei von erkennbaren psychischen Veränderungen, die auf den Unfall oder die Lungenentzündung hätten zurückgeführt werden können. Beide Eheleute mieteten sich in Kenzingen, in unmittelbarer Nähe Freiburgs, in ein möbliertes Zimmer ein; die bisherige Hamburger Wohnung wurde von ihnen aus praktischen und finanziellen Erwägungen endgültig aufgegeben.

Inzwischen war nämlich die wirtschaftliche Lage für R. prekär geworden. In den Genuß größerer Ersparnisse war er niemals gekommen. Die wenigen Mittel, die vorhanden gewesen waren, hatten sich durch den Verdienstausfall während der Zeit seines Krankenhausaufenthaltes erschöpft. Das Auto, unerläßliche Voraussetzung seiner Vertretertätigkeit, hatte lediglich Schrottwert. Wohl war ein neuer Wagen von ihm und seiner Frau bereits ausgesucht. Er konnte jedoch nicht erworben werden, weil die Unfallversicherung den Zeitpunkt, an dem der Schadenersatz hätte ausgezahlt werden müssen, immer weiter verschob. Wiederholte Hinweise R.s auf die Dringlichkeit seines Falles blieben unbeantwortet. Seine Versuche, einen Kredit aufzunehmen, der den Erwerb eines Wagens gestattet hätte, schlugen fehl; es gelang ihm auch nicht, sich für längere Zeit ein Auto zu erschwinglichem Preise auszuleihen. Dies hatte zur Folge, daß R. außerstande gesetzt wurde, durch seinen Beruf überhaupt noch etwas zu verdienen. Die Geldsummen, die für den Lebensunterhalt unerläßlich waren, mußten von Bekannten entliehen werden.

R. selber blieb während dieser Zeit seinen Grübeleien über sich selbst und seinen erfolglosen Bemühungen überlassen, die Auszahlung der Versicherungssumme zu beschleunigen. Eine Reihe von äußeren und inneren Belastungen kam zusammen: die Verschärfung der wirtschaftlichen Misere durch die erzwungene Untätigkeit, die Ungewißheit darüber, ob und wann sich die Versicherungsgesellschaft bereitfinden würde zu zahlen, die Vergeblichkeit seiner wiederholten Anstrengungen, der heiklen Situation durch unrentable Arbeitsversuche Herr zu werden. Dies alles hätte R., so meinte seine Frau, mit sich selbst und der Welt unzufrieden und mutlos gemacht, sowie ihm seinen Schlaf und seine innere Ruhe geraubt.

In den zwei Wochen, die der Klinikaufnahme R.s vorausgingen, habe dieser nämlich damit begonnen, eigenartige Klagen zu äußern und von Beobachtungen zu berichten, die ihr merkwürdig vorgekommen seien: sein ganzes früheres Leben, so sei ihm jetzt aufgegangen, sei gar nicht wirklich das seine gewesen, sondern nur »vorgespielt«. Es sei ihm im Grunde ganz fremd. Sein Leib sei ausgetrocknet, seinen Willen und seine Kraft habe man ihm genommen, nun seien seine mitmenschlichen Beziehungen erkaltet, die Liebe zu seiner Frau sei endgültig erloschen. Er sei unheilbar krank, wahrscheinlich schizophren, Hoffnung gäbe es für ihn nicht mehr, jede Hilfe komme zu spät und er müsse in einer Irrenanstalt zugrunde gehen. Am merkwürdigsten fand seine Frau die Äußerungen, die diesen Klagen regelmäßig beigefügt waren, daß nämlich sein jetziger Zustand der normale sei und er sich früher nur verstellt und dasjenige, was in ihm gewesen sei, »durch Leistung zugedeckt« habe. Er habe getan, was die anderen ihm sagten, deshalb sei er früher »unnormal« gewesen und sei es jetzt zum ersten Male nicht mehr. Wenn R. von diesen Dingen sprach, habe er sich meist in deprimierter und verzweifelter Stimmung befunden. Nur ganz vorübergehend sei er auch mißtrauisch geworden und habe sich in eine ängstliche Aufregung hineingesteigert. In solchen Zuständen habe er von einer Verschwörung gesprochen, die von der Versicherungsgesellschaft gegen ihn angezettelt sei, um die Auszahlung des Geldes zu verhindern, das ihm rechtmäßig zustünde. Sein Arzt, sein Apotheker und eine Reihe anderer Personen, darunter seine Wirtin, habe er in diese Verschwörung verwickelt gewähnt; vor seiner Tür, vor seinem Fenster habe er »Agenten« gewittert, die ihn belauern sollten. Geräuschen, die aus dem Gang, der Küche oder dem Abort zu ihm drangen, entnahm er, seine Wirtin habe eben am Schlüsselloch oder aber an einer geheimen Abhörvorrichtung gelauscht. Nach kurzer Zeit habe er sich jedoch selber berichtigt und unvermittelt gesagt, er habe sich wieder geirrt, und alles sei natürlich »ganz anders«. Dabei habe er ein paar Augenblicke auch erleichtert ausgesehen, sei aber dann wieder in sein Mißtrauen, in seine Verzweiflung und Apathie zurückgefallen. In den letzten Tagen bevor R. in die Klinik kam, habe sich sein Zustand sichtlich verschlechtert: er habe kaum mehr gegessen, so gut wie gar nicht geschlafen und immer dringender verlangt, als Geisteskranker in die Verwahrung der hiesigen psychiatrischen Klinik gebracht zu werden. Auf dem Freiburger Bahnhof habe sich seine Erregung so gesteigert, daß er den Versuch gemacht habe, sich vor einen einfahrenden Zug zu werfen, obwohl er sich in Begleitung seiner Frau befand; nur mit größter Mühe habe sie ihn davor zurückhalten können. – Auf der Krankenabteilung wollte R. zunächst nicht bleiben. Es sei doch »alles umsonst und zu spät«, auch die Ärzte könnten ihm nicht mehr helfen; wenn seine Frau doch die Vernunft besessen hätte, ihn vor den Zug springen zu lassen, würde er nun niemandem mehr zur Last fallen und müßte sich selber auch nicht unnötig weiter quälen. Schließlich ließ er sich aber doch zu einem Behandlungsversuch überreden.

Die interne und neurologische Untersuchung ergab keine verwertbaren Krankheitsbefunde. R. ließ sie willig über sich ergehen und versuchte auch mitzuarbeiten, soweit wie es notwendig war. Liquor, EEG und Luftenzephalographie hatten ebenfalls ein normales Ergebnis, die luesspezifischen Reaktionen waren negativ. Auffällig waren lediglich zwei strichförmige reizlose Narben am linken Handgelenk, die R. als Folge eines Selbstmordversuches hinstellte, den er während des Krieges in einer Zeit unternommen habe, wo er sich in einem ähnlichen Zustande befunden habe wie jetzt. Einige Tage später erfuhren wir von ihm, daß er bereits im Alter von 16 Jahren von einem Berliner Nervenarzt vier Monate wegen einer Schizophrenie behandelt worden war; auch damals sei es ihm »ganz so wie jetzt« ergangen. Diese Auskunft wurde uns von dem betreffenden Arzt brieflich bestätigt: R. sei damals längere Zeit als Landstreicher herumgezogen und habe an quälenden Entfremdungserlebnissen gelitten, die seine Umgebung, aber auch seinen eigenen Leib betroffen hätten. Ferner seien bei ihm häufig »unmotivierte Angstzustände« aufgetreten. Ganz allmählich habe sich die Krankheit schließlich von selber zurückgebildet.

Im Gespräch mit mir wirkte R. korrekt und höflich, wenngleich seine Gebärden und sein Mienenspiel dabei zu erkennen gaben, daß es seiner Ansicht nach sinnlos sei, sich mit ihm noch ärztlich zu befassen. Offenbar fiel es ihm schwer, seine Erlebnisse vermittels des Wortschatzes auszudrücken, der ihm dafür zur Verfügung stand. Dabei war er aufmerksam und bemühte sich, die Fragen, die man ihm stellte, präzise und erschöpfend zu beantworten. Nach einigen richtig angesetzten Worten oder Sätzen geriet sein Gedankengang aber meistens auf Abwege, ohne daß R. dies zunächst zu bemerken schien. Wenn man ihn dann unterbrach, so stellte sich heraus, daß er die Frage keineswegs vergessen hatte, die er hätte eigentlich beantworten sollen. Auf Verlangen war R. dazu in der Lage, sie zu wiederholen. Sein Tonfall gab dabei aber zu erkennen, daß ihre ursprüngliche Bedeutsamkeit und Gewichtigkeit weit von ihm fortgerückt waren; gelegentlich versuchte er durch mehrfache Wiederholungen, die ihm gestellten Fragen aufs neue mit Sinn zu erfüllen. Wenn man R. nicht unterbrach, sondern weitererzählen ließ, so geriet er nach wenigen Minuten mitten in einem Gedankengang oder gar in einem Satz oder Wort ins Stocken. Eine angedeutete Supination beider Hände oder ein Seufzer gaben dann seine Verzweiflung darüber zu erkennen, daß es ihm wieder mißlungen war, dasjenige auszudrücken, was er eigentlich sagen wollte. Hier schien nicht die *Frage* seines Gesprächspartners, sondern seine eigene *Antwort* sich ihres Sinngehaltes entleert zu haben, so daß sie von R. nur noch als eine Art »Bedeutungshülse« (C. Schneider) erlebt werden konnte.

Bemerkenswert war dabei, daß R.s Schwierigkeiten, sich auf sprachlichem Wege korrekt auszudrücken, nicht überall in gleicher Stärke auftraten. Konventionelle Phrasen sowie die Schilderungen von Begebenheiten, die ihn persönlich nicht betrafen, behielten eher ihren logischen Zusammenhang und blieben besser in das Gespräch eingefügt. R. hatte allerdings die Neigung, mit seiner Rede immer wieder zu Begebenheiten zurückzukehren, die er für belangvoll hielt und nur seine Höflichkeit und sein Wunsch, dem Gesprächspartner einen Gefallen zu tun, konnten ihn manchmal dazu bewegen, allerdings auch dann etwas abschätzig, von Ereignissen zu erzählen, die seine Lebensgeschichte seiner Auffassung nach nur umrahmt hatten, dem Untersucher jedoch als ihre Meilensteine erschienen. Zudem gerieten schon während des ersten längeren Gespräches mit R. auch das peripherste Ereignis seines Lebens und der belangloseste Gegenstand seiner Umgebung immer stärker in den Sog einer allseitig ins Abnorme gesteigerten Bedeutsamkeit, der er sprachlich keinerlei Ausdruck mehr zu verleihen vermochte. R. war aber auch zu diesem Zeitpunkt noch in der Lage, Unterschiede wahrzunehmen. Denn auf die Frage: »Wenn Sie es aussprechen wird es falsch oder ist weg«, antwortete er: »Ja, aber nur, wenn es um die Wahrheit geht.« »Die Wahrheit« wurde im Verlauf des Gespräches zum Leitmotiv von R.s Rede: Er wollte unaufhörlich wissen, »wie es wirklich ist«. Wendungen wie »jetzt ist es mir klar geworden, jetzt weiß ich es« oder »ja, so ist es, jetzt begreife ich es erst« knüpften sich aber nicht nur an bedeutsame Sachverhalte wie die Veränderungen, die er an sich selbst und an seiner Beziehung zu seinen Mitmenschen wahrnahm. R. schob sie auch dann ein, wenn der Gesprächspartner auf einzelne äußere Fakten zurückkam, von denen R. selber soeben berichtet hatte. Dabei löste sich die Spannung in seinen Gesichtszügen, seine Haltung lockerte sich auf, und man meinte, ein leises Aufatmen an ihm wahrzunehmen. Im nächsten Augenblick stellte sich aber die Apathie und Verzweiflung wieder ein, die anhielt, bis eine neue Frage oder ein eigener neuer Einfall R. zu einem abermaligen Anlauf veranlaßten, etwas auszudrücken. »Wenn ich wäre, wie ich geboren bin«, sagte R.

gegen Ende des ersten Gespräches, »so könnte ich nur äh, äh, äh, äh machen und kein einziges Wort sagen.« Dabei produzierte er ächzend einen Exspirationsstridor, der wie eine Gegenphysiognomie zu dem Aufatmen wirkte, das wir soeben beschrieben haben.

R.s *Motorik* ließ einige Übereinstimmungen mit seinem sprachlichen Verhalten erkennen. Seine Bewegungen wirkten richtungslos. Sie bestanden aus kurz dauernden, äußerst angestrengten und meist vorzeitig abgebrochenen Impulsen. Kaum hatte er sie begonnen, schien R. die Absicht auch schon entglitten, um derentwillen er sie in Gang gebracht hatte: nämlich ein ganz bestimmtes Ergebnis durch seine Bewegungen zu bewirken. Seine Bewegungen wandten sich daraufhin meist einem anderen Ziel zu. War dies nicht der Fall und fuhr er mit ihnen dennoch fort, so schien der Bewegungsvorgang gewissermaßen leer neben der Bewegungsabsicht herzulaufen. Er erweckte jedenfalls nicht mehr den Eindruck, noch irgendeine Zielgerichtetheit in sich zu enthalten. R.s Bewegungen wirkten deshalb auch ausdruckslos: als wenn man sie ihres eigenen Antriebes beraubt hätte. Nach kurzer Zeit liefen sie leer aus, oder aber sie rissen ab. Physiognomisch drückte sich in R.s Gesicht dabei dieselbe Ratlosigkeit und Verzweiflung aus, die wir bei seinen mißglückten Ausdrucksversuchen auf der Ebene des sprachlichen Verhaltens bereits beschrieben hatten.

Besonders deutlich spiegelte R.s Gang die Veränderung wider, die sein motorisches Verhalten erlitten hatte. Wir wollen zunächst seine spontanen Gehversuche beschreiben: Nach ein paar Schritten, die eine große Anstrengung erforderlich zu machen schienen, blieb R. meist regungslos stehen, so als wüßte er plötzlich nicht mehr, weshalb er gerade dorthin habe gehen wollen. Es war ihm ganz und gar unmöglich, sein soeben noch gewußtes Ziel zu erreichen. Schickte man ihn mit einem Auftrag los, so kam er nur über solche Strecken an sein Ziel, die im Bereich seines Blickfeldes lagen. Bei weiteren Entfernungen verlief er sich, plötzlich schien er woanders hin zu wollen und blieb schließlich, genau so wie bei seinen spontanen Gehversuchen, ratlos und verzweifelt stehen. Jedesmal gewann der Zuschauer den Eindruck, daß der Grund für R.s Erschütterung nicht lediglich in seinem Leistungsversagen zu suchen war. Nicht die Tatsache, daß er sein Bewegungsziel vergessen oder verfehlt hatte, schien R. in Verzweiflung zu versetzen, sondern die Erkenntnis, daß der Ort, an dem er ankam, sich niemals als derjenige erwies, zu den es ihn getrieben hatte, als er losging. Am ersten Tage konnte R. sich noch dadurch helfen, daß er ziellos auf und ab ging, um sich dadurch »einfach in Gang zu halten«. Er berichtete selbst von der Erleichterung, die dieses »Auf- und Abgehen« für ihn mit sich brachte. Aber sehr bald wurde auch dies unmöglich. R.s Bewegungsimpulse dauerten immer kürzere Zeitabschnitte, sie brachen immer frühzeitiger ab, wodurch immer mehr von ihnen erforderlich wurden, oder sie wiesen nahezu gleichzeitig in mehrere verschiedene Richtungen, so daß sein Leib schließlich in einer fortdauernden überall- und nirgendwohin gerichteten Innervation erstarrte, die ebenso krampfhaft und angestrengt war, wie sie im Hinblick auf ihren Bewegungserfolg wirkungslos blieb. Dieses Bild, das man klinisch als katatonen Stupor bezeichnen muß, wies physiognomisch eine deutliche Verwandtschaft mit dem halb erstickten Ächzen auf, durch welches R. das Scheitern seiner *sprachlichen* Ausdrucksversuche verbildlicht hatte.

Während der ersten Tage seines Klinikaufenthaltes war R. sich seiner »Bewegungsstörungen« noch bewußt. Seiner Meinung nach hatten sie ihren Grund in der Tatsache, daß er nichts »wirklich tun« konnte. Jedesmal, wenn ihm ein Bewegungsversuch wieder mißlungen war, kommentierte er dies mit Wendungen wie: »Aber was soll ich jetzt tun«, oder: »Ich *kann* doch *jetzt* nichts tun.« Die »Wahrheit«, die sich ihm plötzlich verschlossen hatte, trieb ihn aber dazu, es immer wieder zu versuchen. »Ich muß doch *was machen*, wenn ich leben will«, sagte R., er wirkt dabei unglücklich und zugleich innerlich geladen. Daß er dies nicht zustande brachte, hing seiner Meinung nach mit seinem eigenen Körper zusammen, der ebenso wie seine Sprache den Ansprüchen nicht mehr gerecht werden kann, die jetzt an beide gestellt werden. »Der macht nicht mehr mit«, sagte R., oder aber er beklagte sich: »Ich bin zu alt, ja, wenn ich jünger wäre, wie

Sie«; dabei hielt er sich die Hand vor den Mund und entschuldigte sich für den üblen Geruch, der diesem angeblich entströmen sollte, »Sie müssen es ja riechen«, sagte er, »dieser Körper ist ganz verfault.« In Wahrheit sei er lange schon tot, nur habe er es jetzt erst richtig bemerkt. Im Zusammenhang mit dieser Äußerung zeigte R. auch auf sein Gesicht und sagte dabei: »Das war ich nie, es war alles falsch, nur ein mühseliger Versuch, das zu unterdrücken, was immer schon in mir war, ich habe mich nur glauben gemacht, ich sei es, ich habe mich auf Leistung angelegt, ich mußte, aber es war eine Lüge.« In Wahrheit sei nichts, was er getan habe, »wirklich« geschehen – weil er eben nie »wirklich« irgendetwas hätte tun können.

Nicht nur R.s Tätigkeit entbehrte für ihn der »Wahrheit«, dies galt auch für die *Personen* und *Gegenstände*, die er wahrnahm, und darüber hinaus noch für sein eigenes wahrnehmendes Verhalten selber und für seine Empfindungen. »Ich sehe und sehe doch nichts, ich höre und höre doch nicht«, äußerte er immer wieder. Für seine Frau könne er nichts mehr empfinden, er fühle sich entmannt, sein Glied sei vertrocknet. Im Traum sehe er sich »halb als Frau«, dies sei ein Anzeichen dafür, daß er auch in Wirklichkeit niemals ein Mann gewesen sei. »In Wahrheit« sei er gar nicht da und habe auch keinen eigenen Leib, sondern statt dessen »nur dieses Erbe, das jetzt nach außen drängt«, und das er »von Geburt schon in sich getragen« habe. Kurz danach äußerte er aber auch, »in Wahrheit« sei er »gar nicht geboren«.

In das Bild dieser ersten Krankheitstage, das durch die Besonderheit ausgezeichnet war, daß R. noch die Fähigkeit besaß, von den Veränderungen seiner Wahrnehmung und Bewegung zu *berichten* und gelegentlich auch kritisch zu ihnen Stellung zu nehmen, ordnet sich auch die Tatsache ein, daß er dazu in der Lage war, flüchtig auftauchende Wahnbeziehungen zu *korrigieren*, wenn man ihm im Gespräch eine Hilfe dazu gab. Folgender Gesprächsausschnitt macht das Gemeinte deutlich:

R.: ... und dann hat sich die Versicherungsgesellschaft hinter Dr. P. gesteckt, der hat mich bestrahlt und mir all meine Kraft und meinen Willen genommen. Darum bin ich so und mein Glied ist vertrocknet ...

W.: Ist das wirklich so, sind Sie ganz sicher?

R.: (aufatmend) Nein, jetzt weiß ich, daß es nicht so ist, (verzweifelt) aber soll ich mich denn schuldig bekennen?

W.: Sind Sie dann schuldig?

R.: Nein, so auch nicht, ich hab mich nicht verstellt, ich hab' es nicht mit Absicht gemacht, ich mußte doch so sein ... wissen Sie, ich war immer schon anders, ich habe nur versucht, verzweifelt versucht ... zu leben ... etwas zu machen, jetzt erst sehe ich, daß alles falsch war ... ich hab es schon immer in mir gespürt ... jetzt ist es zu spät, mein Körper hat keine Kraft mehr.

Damit ist das Verhalten R.s während der ersten Krankheitstage so weit beschrieben, wie es für unser Vorhaben notwendig ist. Während der Tage, die nun folgten, war zu beobachten, daß R. immer vollständiger erstarrte und verstummte. In einer Weise, wie sie für katatone Kranke charakteristisch ist, »hing« er im Gang herum; seine Haltung erweckte physiognomisch einen Eindruck, der schon mehr einer Säule als einer Statue entsprach. Diese Unbeweglichkeit spiegelte sich auch in R.s Blick wider, der weder irgendwo einen Halt fand noch in der Lage war, in einen Gegenstand einzudringen, obwohl er von innen her so sehr zum Bersten erfüllt schien, daß man eine motorische Entladung befürchten mußte. In dieser Hinsicht mußte man R.s affektive Verfassung als »gespannt« bezeichnen. – Zum Reden oder zur Ausführung von Handlungen konnte man R. zu Beginn dieses katatonen Stadiums nur dann noch bringen, wenn man selber von den Veränderungen zu sprechen anfing, die ihn betroffen hatten. R.s Gespanntheit schien sich dabei etwas zu lösen, man gewann den Eindruck, daß es ihm gut tat, wenigstens in einigen Einzelheiten verstanden zu werden. Je besser es aber gelang, mit ihm in Kontakt zu kommen, desto häufiger wurden aber auch Warnungen seinerseits, er werde seinen Gesprächspartner nur krank machen, wenn man sich noch weiterhin mit ihm beschäftige. Er sagte nach einem Gespräch: »Sehen Sie, Herr Doktor, jetzt sind Sie auch krank, ich habe es Ihnen ja gesagt, jetzt lachen die da ebenso wie über mich auch über Sie.« Schließlich gab R. jedoch überhaupt keine Antwort mehr, wenn man ihn etwas fragte und ließ auch durch keine Reaktion mehr erkennen, ob man zu ihm etwas gesagt hatte, was seiner Situation entsprach. Man mußte ihn auf die Wachstation zu Bett bringen, wo er mit angewinkeltem Kopf in katatoner Erstarrung regungslos liegenblieb.Nachdem sich die Versuche als erfolglos erwiesen hatten, R. durch ein Gespräch aus seiner katatonen Starre zu lösen, bemühte ich mich, dies dadurch zu erreichen, daß ich ihn plötzlich vor eine neue Situation stellte. R. wurde ins Arztzimmer gebracht, wo ein Teegedeck auf dem Tisch bereitstand. R. schienen alle Gegenstände aufzufallen, die sich im Zimmer befanden; ratlos und ängstlich, aber auch angestrengt betrachtete er die Tasse, die grüne Teekanne auf dem Tisch, den Stuhl, auf dem er selber saß; aber auch die Bücher auf dem Schreibtisch, die Bilder an der Wand, und die Aussicht aus dem Fenster schienen ihn zu irritieren. Als müßte R. erst mühsam enträtseln, was diese Gegenstände denn alle sollten, irrte sein Blick zwischen ihnen hin und her; von Zeit zu Zeit griff R. nach einem Gegenstand und tastete ihn sorgsam ab, als ob er einen versteckten Sinn in ihm entschlüsseln müßte; aber auch seine eigenen Hände, seine Knie und sein Gesicht konnte er in gleicher Weise untersuchen. Was diese Bewegungen angeht, so konnte man dabei nicht von einem bloßen »Nesteln« reden, das sich auf elementare Materialqualitäten gerichtet hätte; aber auch ein stärker zielgerichtetes Greifen oder Fangen fand nicht statt, wie man es am Verhalten von deliranten Kranken, die optisch halluzinieren, beobachten kann. R.s tastende Bewegungen schienen zwar auf einen Gegenstand gerichtet, aber auf einen solchen, der sich ihm in Hinblick auf seine »wahre« Bedeutsamkeit noch in gar nichts zu erkennen gegeben hatte. Von Zeit zu Zeit schien sich ihm, wenn er einen Gegenstand in der Hand hielt, gleichwohl etwas Entsetzliches anzukündigen. Dann schob er die Tasse oder die Teekanne mit einer ruckartigen Bewegung von sich fort, und sein Gesicht drückte dabei eine panikartige Angst aus. Als er einmal versehentlich seine rechte Hand an der Sessellehne gestoßen hatte, schrie er mit entsetztem

Gesicht: »Das tut ja weh«, indem er zugleich seine Hand weit von sich weg hielt; seine Gespanntheit nahm dabei ein solches Ausmaß an, daß man befürchten mußte, er werde sich gleich auf einen stürzen. Auf sehr energische Anordnung gelang es dann doch, R. zu veranlassen, sich Tee einzuschenken und ein paar Schluck davon zu trinken.

Ein einziges Mal während dieser Teestunde konnte man allerdings beobachten, daß R.s Blick für längere Zeit von einem Gegenstand angezogen wurde, und zwar von dem roten Dach des benachbarten botanischen Institutes, das durch das Fenster des Arztzimmers zu sehen war. Nachdem R. eine Weile hinausgeblickt hatte, stand er auf und ging auf das Fenster zu. Die ratlose Ängstlichkeit verschwand aus seinem Gesicht, er schien auch wieder eine Haltung einzunehmen, die eine Beziehung zu einem gegenüberliegenden Ziel ausdrückte; überspitzt konnte man sagen, daß erst in diesem Augenblick wieder von einer Haltung bei ihm überhaupt die Rede sein konnte. Außerdem sprach er einige Sätze im Zusammenhang: »Das rote Dach, das kenne ich doch, das habe ich schon gesehen, das ist doch die Schule, in Kenzingen, ganz nah davon wohnen wir, ich dachte, ich bin in Freiburg, das ist aber Kenzingen.« Die Freude, sich endlich zurechtgefunden zu haben, hielt aber bei R. nicht lange an, es kam ihm der Verdacht, es handele sich nur um Attrappen, *die nur so aussähen* wie Häuser in Kenzingen, und er wurde so aufs neue gezwungen, sich darüber den Kopf zu zergrübeln, wo er sich wirklich befand. Dadurch geriet er in immer größere Erregung, so daß es notwendig wurde, ihn wieder ins Bett zu bringen, ohne etwas erreicht zu haben, wenn man von der Tatsache absieht, daß es gelungen war, ihm mit dem Tee etwas Flüssigkeit zuzuführen.

Am nächsten Morgen stürzte R. während der Visite unvermittelt auf einen Mitkranken zu, bearbeitete diesen mit den Fäusten und bezeichnete ihn schreiend als »Schwein«. Auf den Hinweis, er habe sich auch hier wohl wieder geirrt, ließ er von dem Kranken ab und entschuldigte sich: »Ich dachte, er wäre von der Versicherung, aber jetzt weiß ich, es ist alles ganz anders, niemand ist schuld, es liegt ja an mir.« Solange man ihm zugewendet blieb, schien er gelockert, um allerdings sofort wieder seine gespannte Haltung anzunehmen, wenn man sich nur einen Augenblick von ihm abwandte. Seine Ratlosigkeit, die von ihm zunächst ja noch die Aktivität gefordert hatte, sich in seiner Umgebung zurechtzufinden, schien nun einer Bedrängnis gewichen, die ihn aus allen Richtungen befiel und jede eigene orientierende Stellungnahme von vornherein unmöglich machte. R.s Physiognomie und sein Verhalten erweckten den Eindruck, als wenn er sich in einer Schreckenskammer befände, in der die Dinge ihm von überall her ins Gesicht springen, um ihn zu quälen. Seine abwehrenden Gesten schienen aber diese quälende Auf- und Eindringlichkeit, die von der bloßen Anwesenheit der Dinge um ihn herum ausging, ebensowenig bannen zu können, wie seine Versuche, sie zu ergreifen, zu betrachten und zu betasten, es während seiner Ratlosigkeit vermocht hätten, ihre wirkliche Bedeutung herbeizubeschwören.

Bis zum nächsten Morgen verhielt sich R. wieder ruhig, wenngleich er sich in einem Zustand höchster Gespanntheit befand. Gegen 10 Uhr kam er wieder aus seiner Zelle hervorgestürzt und versuchte, einen Stuhl auf dem Kopf einer der Ärzte der Abteilung zu zertrümmern. Als man ihm diesen Stuhl entwand, brüllte R. zunächst: »Ihr Strolche, und das alles wegen der paar Groschen.« Dann ließ er sich widerstrebend in seine Zelle zurückführen, wobei sein Widerstand dagegen von Schritt zu Schritt geringer wurde. Sein Affektausbruch schien ebenso rasch verpufft, wie er entstanden war: wobei man im Zweifel sein muß, ob man eine solche motorische Entladung überhaupt einen Affektausbruch nennen darf. Man konnte die zunehmende Richtungslosigkeit von R.s motorischen Impulsen, sowie deren Abschwächung deutlich spüren, wenn man ihn am Arm festhielt. Man gewann dabei den Eindruck, daß R. den begonnenen Handlungsentwurf eine Weile nur noch deshalb aufrechterhielt, weil er dadurch zu erreichen hoffte, die inzwischen entglittene Bedeutsamkeit seines Zieles werde sich wieder einstellen. Als dieses jedoch über einen Zeitabschnitt von vielleicht einer halben Minute nicht geschah, erschlaffte seine ganze Motorik. R. blickte wieder verzweifelt um sich, weil er begreifen mußte, sich aufs neue »geirrt« zu haben: »Ich glaubte weggebracht zu sein«, sagte er, »und der Heinz da, da meinte ich, die wollten ... aber das waren die gar nicht ... Herr Doktor, Herr Doktor, was soll jetzt werden, die quälen mich so.« Wenige Minuten später kam es bei R., den man wegen seiner Erregtheit im Bett hatte fixieren müssen, zu einer erneuten heftigen Entladung. Er richtete sich im Bett hoch und schrie mit einem ebenso wut- wie schreckverzerrten Gesicht: »Sie sind ein Spal-tungs-irrer, ein Spal-tungs-irrer!!« Im nächsten Augenblick war auch dieser Ausbruch verpufft. Wie schon die Male zuvor, war es auch nach dieser Entladung leichter, als im Zustand der Gespanntheit, mit R. ins Gespräch zu kommen. Ich gebe das Gespräch, das sich nun entwickelte, im Wortlaut wieder:

W.: Was haben Sie vorhin bloß gemacht?

R.: (blickt rat- und verständnislos)

W.: Als Sie Dr. Sch. den Stuhl auf den Kopf schlagen wollten.

R.: Ach ja, das ... aber das ist doch eine Ewigkeit her, wann war das bloß ... ich dachte, das war's, aber ...

W.: Aber das war es auch nicht, das war auch falsch.

R.: Ja, jetzt verstehe ich es erst, das war auch falsch.

W.: Das wechselt jetzt, was es ist, nicht wahr?

R.: Ja, das wechselt unaufhörlich, wenn ich nur die Augen aufschlage. Und eine Ewigkeit liegt dazwischen. Wenn ich geradeaus sehe, dann geht es noch.

W.: Quälen die Sie immerfort?

R.: Nein, nicht quälen, das ist falsch ... *es* wird an mir herumgequält ... wenn ich nur meinen Finger bewege, wenn ich schlucke, wenn ich nur atme ... und überall wird geredet ... ich hör es doch ... da oben ... und da. Sie können mir auch nicht helfen ... Sie sind doch Priester, Sie sind Theologe ... ich bin immer schon so gewesen, es ist dieser Körper ... so bin ich geboren ... wenn ich doch einfach hin wäre ... (grimassiert)

W.: Wie war das denn vor Ihrer Geburt, waren Sie da auch schon so?

R.: Ja, das muß ich im Mutterleib schon in mir gehabt haben.
W.: Wollen Sie in den Mutterleib zurück?
R.: (mit entspanntem Gesicht) Ach ja, ... wie gerne ... aber das geht ja nicht ...
W.: Ich bin bei Ihnen.
R.: Ja, wenn Sie bei mir sind, dann habe ich Ruhe, dann können die nichts tun ... aber Sie müssen ja auch zu den anderen, Herr Doktor, Sie sind doch Arzt und Theologe, die anderen brauchen Sie doch auch.
W.: Sie können mich immer rufen lassen, wenn die Sie wieder quälen.
R.: Dann könnte ich unaufhörlich rufen ... (lächelt schmerzlich). Ja, Sie müßten Ihr Bett hier aufschlagen, wenn das ginge ... aber das geht ja nicht ...
Bei der Verabschiedung sagte R. während des Händedrucks: »Die letzte Hand.«

Während der darauffolgenden Tage nahmen die »Quälereien« weiterhin zu, unter denen R. zu leiden hatte. Mitten in einem Gespräch flüsterte er mir zwei Namen ins Ohr und sagte dazu etwas lauter: »Das sind sie.« Wie er jedoch dem Gesichtsausdruck seines Gesprächspartners entnehmen mußte, sich wieder geirrt zu haben, begann er aufs neue von seinem Leib zu reden, der »verdorrt« sei und »nicht mehr mitmachen« könne. Auf den Einwurf, daß er vielleicht sterben müsse, um aufs neue geboren zu werden, erwiderte R.: »Aber das ist doch zu spät, dazu bin ich zu alt, wenn ich das noch könnte, ja, Sie sind doch Theologe und Arzt, wenn Sie mich anleiten, dann würde es vielleicht gehen.« Dies war das letzte Gespräch, das mit R. während seines katatonen Zustandes noch geführt werden konnte. R. geriet nämlich immer tiefer in einen mutistischen Stupor hinein, nahm keine Nahrung zu sich und trank auch nichts mehr. Fieber stellte sich ein, seine Körperkräfte erschöpften sich zusehends. Es mußte vermutet werden, daß sich bei ihm eine perniziöse Katatonie entwickelte, die lebensbedrohliche Formen annehmen konnte, wenn man sich nicht sofort zu einer durchgreifenden somatischen Behandlung entschloß. Es mußte deshalb eine Elektroschock-Serie in Blockform durchgeführt werden.

Nach den ersten sechs Elektroschocks trat eine gewisse Besserung ein. R. aß und trank wieder und redete Ärzte und Mitpatienten auch gelegentlich an. Sein psychischer Zustand entsprach nun dem Bild einer akuten Wahnpsychose mit einer Fülle von Sinnestäuschungen, die sich vor allem, aber nicht ausschließlich, im akustischen Sinnesgebiet lokalisierten. Seine Ratlosigkeit hatte einem Entsetzen Platz gemacht, das nun aber auch vorwurfsvolle Empörung und abfällige Entrüstung enthielt. R. glaubte nun, erkannt zu haben »worum es geht«. Seine Überzeugung hatte sich gefestigt, sich in Wahrheit in Kenzingen zu befinden. Die Klinik und ihr Inventar bezeichnete er nun eindeutig als »Kulissen«, die nur zu dem Zweck aufgebaut seien, »ihn an der Nase herumzuführen«. In der Zelle hörte er die Stimmen seiner Frau, seiner Schwiegereltern, die »gleich nebenan« in einer Folterkammer gepeinigt wurden. Auch andere Bekannte aus Kenzingen tauchten in der Klinik auf: »Was haben Sie bloß mit dem Fritz B. gemacht, daß er jetzt *so* aussieht!« sagte R. angewidert und entsetzt, während er mit der Hand auf den Stationspfleger wies. Wenn R. sah, daß ein Mitkranker eine Injektion oder gar eine Infusion verabfolgt bekam, wandte er sich in vorwurfsvollem Tone an den Arzt und meinte: »Der arme Junge da, wie können Sie *das* bloß machen ... bei mir, das würde ich noch verstehen, aber der unschuldige Junge da ... warum bringen Sie den langsam und systematisch um??«

R. war nämlich der Meinung, selber »Benzinspritzen« zu bekommen, wobei zu bemerken ist, daß ihm zu dieser Zeit Glutaminsäure und Vitamin B appliziert wurde, Mittel, die sich in der Tat während der Injektion durch unangenehme Geschmacksempfindungen, intestinale Sensationen und Kopfdruck bemerkbar machen können. Das Gewicht seiner Vorwürfe verlagerte sich überhaupt von seiner eigenen Person fort auf seine Umgebung, vor allem auf die Ärzte und Pfleger, die er zeitweise im Bunde mit der Versicherungsgesellschaft glaubte. Genau definieren konnte er die Urheber der Untaten, die hier in der Klinik an ihm und den anderen Kranken verübt wurden, jedoch nicht. Wenn er einen Arzt auf dem Flur antraf, so überschüttete er ihn während dieses Krankheitsstadiums mit Vorwürfen folgender Art: »Was seid ihr doch für Menschen, einen so ganz langsam und systematisch umzubringen«, oder »was macht ihr bloß mit der Familie K., ich höre es doch«. Entsetzen, aber auch höhnische Verachtung spiegelten sich dabei in seinem Gesicht wider. Dagegen kam es nicht mehr vor, daß R. von sich aus noch von seiner Unfähigkeit gesprochen hätte, »wirklich« etwas zu sagen, zu tun, zu sehen oder hören oder sich zu bewegen.

Hervorzuheben ist noch die Tatsache, daß R.s Beziehung zu mir, seinem behandelnden Arzt, die Eigenart behielt, daß er mich nicht ausschließlich als einen Feind und Peiniger ansah, sondern auch dann noch als einen möglichen Bundesgenossen empfand, wenn er sich selbst oder andere Kranke den entsetzlichsten Peinigungen preisgegeben wähnte. Er sagte zu mir einmal in einer solchen Situation: »Sie sind doch ein so sympathischer junger Mann, zu Ihnen müßte man doch Vertrauen haben können, wie können Sie das da zulassen, verbieten Sie das doch!« Als ich ihm antwortete, diese »Quälereien« seien notwendig, damit diese Menschen gesund würden, beruhigte sich R. auch für eine Weile, um allerdings nach wenigen Stunden wieder seine mißtrauischen Zweifel und Vorwürfe aufs neue zu äußern. Einmal versuchte er auch, mich zu überreden, ihn aus der Klinik herauszulassen, weil ich doch der einzige sei, der nicht »zu denen da« gehöre. Ein anderes Mal kam er mit verschmitztem Lächeln auf mich zu, als ich mit meinem Schlüssel die Ausgangstür nicht aufbrachte, und bot sich freundlich an, mir dabei zu helfen.

In den letzten Tagen, bevor die akute Psychose völlig abklang, war bereits der Beginn einer Kontaktnahme R.s mit seiner realen Umgebung feststellbar. Man konnte ihn nun auch mit Patienten in einer Unterhaltung antreffen, die keine vermeintlichen Bekannten aus Kenzingen für ihn waren, sondern Mitkranke, von denen er überzeugt war, sie hier zum ersten Male zu sehen. Auch seine Gesten und Bewegungen richteten sich nun an eine wirklich vorhandene Mitwelt und Umwelt.

Obwohl noch für Stunden eine gewisse Isolierung zustande kommen konnte, war bei R. die Tendenz unverkennbar, sich allmählich in die Gemeinschaft einzuordnen und sich den realen Begebenheiten anzupassen. Eine letzte Elektroschockbehandlung brachte schließlich die Psychose vollständig zum Abklingen, ohne daß schwerere mnestische Störungen bei R. zurückgeblieben wären. Er konnte nahezu voll remittiert im Frühsommer aus der Klinik entlassen werden. Als er sich von seinem behandelnden Arzt verabschiedete, um die Klinik zu verlassen, wirkte er in seiner Erscheinung, in seiner Mimik und seinen Gesten wie ein vielleicht etwas versponnener, aber ansonsten unauffälliger Handelsvertreter.

# Kapitel 4

## Gespräch

### R.s Sprechen:
### Die Bedeutsamkeit des Gesagten entgleitet

Ich habe bei der Darstellung der Krankengeschichte bereits eine Reihe von Beispielen gegeben, die den Ablauf eines Gespräches mit R. anschaulich machen. Aus ihnen ließ sich ablesen, daß R. nicht in der Lage war, was er *von sich aus* dem Gesprächspartner *sagen wollte*, vermittels *sprachlicher Formulierungen auszudrücken*; ebensowenig gelang es ihm, *auf Fragen*, die ihm von diesem gestellt wurden, eine eindeutige und klare *Antwort zu geben*. Diese summarischen Bestimmungen verlangen aber nach einer noch weitergehenden Klärung des Sachverhaltes, der sich in ihnen nur andeuten kann. R.s Versagen läßt sich nämlich nicht schon durch die Tatsache begründen, daß seine sprachlichen Ausdrucksmittel an Präzision verloren hätten oder aber ihm nur bruchstückhaft zur Verfügung stünden. Die Bedeutung der einzelnen Wörter oder Sätze, die von R. ausgesprochen wurden, war zunächst weiterhin klar zu erkennen. Deren phonetische und grammatisch-syntaktische Gestalt hatte sich auch nicht von dem begrifflichen Bedeutungsgehalt gelöst, der mit ihnen gemeint war, so daß beim Aussprechen einfach andere Wörter oder andere Sätze als die gemeinten zustandegekommen wären: sondern im *Verein mit ihrem gemeinten begrifflichen Bedeutungsgehalt* schienen sie der Absicht nicht mehr zu entsprechen, durch die R.s Rede in Gang gebracht worden war. Unter dem *Bedeutungs*gehalt von Worten oder Sätzen verstehen wir hier den Umkreis der *begrifflichen* Bestimmungen, der mit ihnen gemeint ist. R. war manchmal durchaus noch in der Lage, exakte und detaillierte Schilderungen der verschiedensten Begebenheiten zu geben; nur blieb die Tatsache ausgespart, um die es ihm dabei zu gehen schien. An ihrem Anspruch gemessen, hatte er immer »zu wenig« gesagt, deshalb versuchte er in immer neuen Anläufen, seine Ausführungen darüber zu ergänzen.

Umgekehrt schien R., wenn man zu ihm etwas sagte oder ihm gar eine Frage stellte, *mehr zu verstehen*, als man selber dabei gemeint hatte. Wollte man z.B. von ihm wissen, wie lange er im Kenzinger Krankenhaus gelegen hätte, so bekam man zunächst zur Antwort:

> »Ja, der Unfall, im November, die Versicherungsgesellschaft will nicht bezahlen, da hab ich zu Hause herumgesessen und gegrübelt, ich bin doch nicht schuld, ich war doch schon immer so, in Berlin, wissen Sie, mit 17 Jahren, da bin ich herumgelaufen Nacht um Nacht, mit 17 Jahren herumgelaufen, später wurde ich dann Matrose, ich hab einiges gesehen ...«

Wenn man diesen Redefluß unterbrach, um dieselbe Frage im gleichen Tonfall noch einmal in Erinnerung zu rufen, so konnte R. einen ansehen, als ob ihm die richtige Antwort jetzt erst einfallen würde. Mit einem unhörbaren »aha« und neuem Elan setzte seine Rede wieder ein, um aber gleich danach aufs neue von der Frage abzuirren, so daß folgende Antwort zustande kam:

> »*Wie* lange ... so war ich doch immer schon, seit meiner Kindheit, nur die anderen habe es nicht gemerkt ...«

Erst als der allmählich verärgerte Gesprächspartner R. energisch anfuhr, wie lange denn zum Kuckuck er im Krankenhaus gewesen sei, stutzte dieser einen Augenblick lang, bevor er zu lachen anfing und sichtlich erleichtert, aber auch etwas von oben herab zur Antwort gab:

> »Ach so, im Krankenhaus, natürlich vier Wochen«.

Wir wenden uns zunächst der Veränderung zu, die R.s *Sprechweise* erfahren hat. Bei der Darstellung der Krankengeschichte hatte ich hierzu bereits einige erläuternde Hinweise gegeben. Wenn man R.s Rede auf einem Tonband registriert hätte, so wäre in regelmäßiger Folge ein Auf- und Abschwellen der Lautstärke sowie eine Nivellierung und Wiederausprägung der rhythmischen Gliederung feststellbar gewesen. Der Ausdrucksgehalt dieser Erscheinungen schien in einem Wechsel von Frische und Mattigkeit beziehungsweise von bedeutungserfüllter Aussage und entleerten Wortgeräuschen bestehen.

*Bedeutungserfüllt ist eine Aussage dann, wenn ihre Bedeutung (der Umkreis ihrer begrifflichen Bestimmungen) auch eine Bedeutsamkeit besitzt: wenn sie von Belang für die Situation ist, in der sie gemacht wird, wenn sie einen subjektiv-situativen Sinn enthält.*

Die Wortgeräusche ließen schließlich eine melodische Intonation ganz vermissen und hörten sich wie ein »Geschepper« an, das sich schließlich »verlief« oder »versandete« (wobei eine solche metaphorische Ausdrucksweise nur der Illustration dienen kann und keine eigene Sachhaltigkeit beansprucht).

*Worauf bezieht diese Metaphorik sich, die sich hier des Bildes einer versandenden oder sich verlaufenden Quelle bedient? Sie scheint zunächst auf die akustischen Sinnesdaten angewendet. Was sich hier aber »verläuft« oder »versandet«, sind nicht die Geräusche selber, diese bleiben ja noch weiterhin als »Geschepper« hörbar. Es geht vielmehr um deren »Tonalität«, um die Eigenschaft, die ihnen ihren »Klang« gibt. – Mit »Klang« oder »Tonalität« sind in unserem Zusammenhang aber Qualitäten gemeint, die sich nur schwer (z.B. durch eine besondere Gestalt der physikalischen Schallkurve) objektivieren lassen. Es handelt sich dabei um die Bekundung und Wahrnehmung der Tatsache, daß, gleich welche akustische Gestalt ein Wort besitzen kann, diese mit einem subjektbezogenen Inhalt angefüllt ist, der mit dieser Gestalt etwas zu tun hat. – Bildlich gesprochen ließe sich sagen, daß es die Bedeutsamkeit einer Aussage ist, die ihre akustische Gestalt zum »Klingen« bringt. – Diese Bedeutsamkeit ist die »Quelle«, die in den Aussagen R.s »sich verläuft« oder »versandet« – wobei aber hervorgehoben werden muß, daß sie eine unmittelbar ausgedrückte und ebenso aufgefaßte Eigenschaft der Rede ist, die dem Gesprächspartner dadurch allein nicht zugänglich werden kann, daß er die isoliert wahrgenommenen akustischen Qualitäten einer Aussage mit ihren begrifflichen Bestimmungen in Vergleich setzt und so erst auf ihre Bedeutsamkeit zurückschließt.*

*Inhaltlich* fand sich zu dieser eigentümlichen Redeweise eine Entsprechung. R.s Versuche, einen Sachverhalt in Worte zu fassen, brachen alle nach Ansätzen von nahezu gleicher Kürze wieder ab, sie griffen einen Gedanken, eine Erinnerung oder ein Bild auf und verfolgten den Faden auch eine Weile, der damit angesponnen war. Was R. dann zuerst zu entgleiten schien, war auch nicht dieser Faden selbst, sondern der Belang, die Erfülltheit, das Gewicht der Erinnerungen, Gedanken und Wahrnehmungen, aus denen er sich zusammensetzte: als wenn die Rede R.s *durch ihren eigenen Ablauf* selbst »ausgelaugt« würde. R. wurde sich dieser Tatsache auch immer wieder inne und versuchte, ihr dann durch neue Ansätze seiner Rede zu entgehen, denen jedoch alsbald das gleiche Schicksal widerfuhr. Manchmal unterbrach er sich auch und korrigierte: »Ach, das wollte ich doch gar nicht sagen«, oder er beschwerte sich darüber, daß er sich nicht mehr konzentrieren könne. Bei Wiederholungen von Worten oder Satzbruchstücken, die häufig in seine Rede eingestreut wurden, schwoll seine Stimme regelmäßig an. Man gewann den Eindruck, daß R. an dieser Stelle mit besonderem Aufwand versuchte, seine zu »Bedeutungshülsen« entleerten Aussagen aufs neue mit Bedeutsamkeit und Belang zu erfüllen: ihnen ihren Gehalt und ihr Gewicht wiederzugeben, das sie früher besessen zu haben schienen, damit sie schließlich doch in die Lage kämen, den Sachverhalt in sich aufzunehmen, den durch ihre Vermittlung auszudrücken R. sich bisher vergeblich gemüht hatte.

*Als »Bedeutungshülse« bezeichne ich eine Aussage dann, wenn sie ihres Belanges für die Situation, in der man sie macht (ihrer Bedeutsamkeit), entleert ist und nur noch aus dem Umkreis ihrer begrifflichen Bestimmungen (ihrer Be-*

*deutung) besteht. Mit dieser Definition meine ich in die Nähe des Sachverhaltes zu kommen, den C. SCHNEIDER (1930) bei der Prägung dieses Begriffes im Auge hatte.*

Eine weitergehende Interpretation der formalen Seite dieser Sprachverwirrtheit kann ich hier nicht geben, es sei dazu auf BERINGERS (1924) grundlegende Analysen verwiesen, die man auch auf R.s sprachliches Verhalten anwenden kann. Festhalten will ich an dieser Stelle nur die Tatsache, daß sich die Bedeutsamkeit, der Belang von R.s Rede vor ihren *begrifflichen Bedeutungsgehalten* aufzulösen schien. Das Schwinden des Belanges seiner Rede schien uns die Auflösung ihrer Bedeutungsgehalte sogar erst zu motivieren, die bei R. allerdings nur in ersten Anfängen zu beobachten war. Diese letztere läßt sich vermittels der Formulierungen BERINGERS auch dadurch beschreiben, daß »Zwischengedanken eine ihnen nicht zustehende Bewußtseinsbreite und -stärke« bekommen, und »Ausgang neuer Beziehungssetzungen« werden, »die vom Leistungsstandpunkt das Resultat verschlechtern«. Man kann BERINGER auch darin zustimmen, daß sie in einer »vermehrten Materialpräsenz« bei »verringerter Spannweite des intentionalen Bogens« besteht. R.s Redeweise bestätigt allerdings nicht nur die BERINGERsche Analyse schizophrener Sprachverwirrung; sie gibt auch einen Schlüssel dafür her, *warum* es dazu kommt, nämlich wegen eines Auseinanderfallens von begrifflichen Bestimmungen einer Bedeutung und ihrem Belang, ihrer Bedeutsamkeit, letztlich ihrer subjekt- und situationsbezogenen Sinnträchtigkeit.

### R.s Hören:
### Das Gehörte wird mit Bedeutsamkeit überladen

Entsprechend formale Kriterien lassen sich auch an die Abwandlung von R.s *Sprachverständnis* herantragen. Ich hatte bereits beschrieben, daß R. bei der ersten Wiederholung meiner Frage, wie lange er im Kenzinger Krankenhaus gelegen habe, an deren ersten Wort gleichsam hängenbleibt und versäumt, dieses im weiteren Hinhören auf die Bedeutung zu präzisieren, die ihm im Verband des ganzen Satzes zukommen kann. R. bringt den »intentionalen Vorgang des Vorwegnehmens« nicht zustande, der die Bedeutungsmannigfaltigkeit der Worte, die eine Aussage einleiten, dadurch zunächst noch offen hält, daß er sie lediglich als globale Vorwegbestimmungen der darauffolgenden fungieren läßt, um sie dann durch diese erst fortlaufend auf den Umkreis der Bedeutungen einzuengen, in denen sie vom Gesprächspartner im Zusammenhang des ganzen Gespräches hier und jetzt gemeint sein können. Der gemeinte Sinn einer Frage geht R. erst in dem Augenblick auf, wo der Gesprächspartner sich unvermittelt aus einem Menschen, der an seinem Schicksal beteiligt ist, in einen verärgerten Frager verwandelt und R. durch diesen Einstellungswechsel gleichsam dazu zwingt, ihm in die bestimmte Gesprächsebene zu folgen, die von ihm, dem Frager, nun *für beide* begrenzt und festgelegt worden ist. R. wirkt dabei sichtlich erleichtert. Dem Ausruf »Ach so«, der seine richtige Antwort einleitet, braucht der Elan einer erneuten Anstrengung nun nicht mehr zu folgen: dieser Ausruf wird vielmehr von einem tiefen Atemzug begleitet, bei dem R. sich wohlig zu entspannen scheint, bevor er in ein erleichtertes Lachen ausbricht. Man gewinnt jedoch auch nicht den Eindruck, R. habe das Gefühl, ihm sei nach langer Anstrengung, die bisher ergebnislos blieb, die Lösung einer schwierigen Aufgabe schließlich doch noch gelungen. Sein Lachen scheint vielmehr eine Erleichterung, aber auch eine Belustigung darüber auszudrücken, daß man nur diese einfältige Antwort von ihm erwartet hatte, statt die Darstellung eines ungleich ernsteren und gewichtigeren Sachverhaltes von ihm zu verlangen, wie es von R. selber während seiner ergebnislosen Bemühungen, die richtigen Worte zu finden, für selbstverständlich befunden worden war. R.s Sprachverständnis war zunächst auf einen Sachverhalt von ungleich größerer Gewichtigkeit gerichtet gewesen. Der *Sinnentleerung* seines sprachlichen *Ausdrucks* schien also eine vermehrte *Bedeutsamkeit*, eine größere Sinnträchtigkeit in seinem *Sprachverständnis* gegenüberzustehen. Wie jede Formulierung, die von R. *ausgesprochen* wurde, sich als zu spröde und *uneindringlich* erwies, den Sachverhalt in sich aufzunehmen, nach welchem R. sich unaufhörlich gefragt meinte, so schien umgekehrt jedes *gehörte* Wort für diesen selben Sachverhalt eine erhöhte *Transparenz* gewonnen zu haben.

*Wir müssen uns allerdings Rechenschaft darüber abgeben, daß Worte wie »Transparenz« und »Uneindringlichkeit« nur einen metaphorischen Sinn haben können. Dieser kann uns einen Sachverhalt anschaulich näherbringen, indem er ihn in eine größere Leibnähe rückt, er ist aber nicht dazu in der Lage, uns eine sachhaltige Erklärung zu liefern, mit der unsere Vernunft sich zufrieden geben könnte. Mit solchen metaphorischen Übertragungen begeben wir uns zwar in den phänomenalen Bereich hinein und lernen es, uns in ihm zu bewegen. Unser Verstehen bleibt jedoch auf den Bereich unserer leiblichen Empfindungen beschränkt, ungeachtet seiner gelegentlichen Präzision kann es sich nur vermittels einer Resonanz entfalten, die auf die Stimmigkeit unserer leiblichen Verfassung angewiesen bleibt und deren Störbarkeit deshalb mit in Kauf genommen werden muß. Das Ziel einer wissenschaftlichen Analyse aber muß es bleiben, dieses unmittelbar-leibliche Verstehen zur Sprache zu bringen, d.h. zu Begriffen zu kommen, die sich zu einer logisch fundierten Architektonik dieses ganzen prälogischen Bereiches zusammenfügen. Nur so vermeiden wir die Gefahr, in eine unbewußte Metaphysik hineinzugeraten, die nun ihre »letzten Gründe« im prälogischen Bereich zu finden meint: sei es im Leib, sei es in der Unmittelbarkeit des Kontaktes, sei es in der Evidenz der bildlichen Anschaulichkeit. Indem wir versuchen, den umgekehrten Weg zu einer logischen Fundierung des prälogischen Bereiches zurückzugehen, sind wir uns im klaren darüber, daß wir keinen gegebenen Seinsstrukturen folgen, sondern nur eine Rekonstruktion versuchen, die diesen Bereich unserer begrifflichen Vernunft zugänglich und damit verfügbar machen soll. Wir bringen ihn – und zwar gerade in seiner phänomenalen Natur – damit in Reichweite der Vernunft. Zu solch einem Vorgehen gehört also ein grundsätzlicher Verzicht auf Entdeckung jeder Art von metaphysischen »Wahrheiten«.*

In den folgenden Tagen gestaltete sich das Gespräch mit R. noch schwieriger. Jede Art von Fragen oder auch nur Äußerungen, die, gleich in welcher Form, eine zustimmende oder entgegnende Antwort verlangt hätten, ließ ihn verständnislos innehalten. Sofern er doch noch zu Antworten kam, wirkten diese von Tag zu Tag mehr zerfahren. Fragte man ihn z.B., wann er geheiratet habe, bekam man von ihm nur noch Satzfetzen zur Antwort wie den folgenden:

> »Ja, meine Frau, die kennt mich ja gar nicht, die Schule in Kenzingen, rot, ja rot, als Kind war ich schon so, alles verfault, sehen Sie nur, Schizophrenie, Schizophrenie, die Wirtin hat draußen gehorcht, die wollen mich umbringen ...«.

R.s Rede riß nun auch häufiger als in den Vortagen mitten in ihrem Ablauf ab, und zwar nach Zeitabständen, die von einem Tage zum anderen, aber auch innerhalb des einzelnen Gespräches mit der zunehmenden Dauer seines Verlaufes immer kürzer wurden. Auch der Kontakt nahm andere Formen an, den R. während eines Gespräches mit seinem Partner noch etablieren konnte. Zunächst hatte R. die Fragen, die man an ihn richtete, als wohltuende Anteilnahme an den Bedrängnissen empfunden, denen er sich in zunehmendem Maße ausgesetzt wähnte, er hatte seine Dankbarkeit dafür dem Gesprächspartner gegenüber auch zum Ausdruck gebracht. Nun aber schienen alle Fragen oder auch nur Erkundigungen für ihn einen *inquisitorischen* Anstrich zu gewinnen, der seine Leiden nur noch verstärkte. Die Schärfe und Mitleidlosigkeit dieser Inquisition legte R. noch nicht ausschließlich seinem Gesprächspartner zur Last, er faßte sie vielmehr als ein Geschick auf, das ihm immer schon zugemessen war und das sich nun endlich auch hier im Gespräch mit seinem Arzt bemerkbar machte. Von ihr durchdrungen waren aber nicht nur solche Fragen, die vom Gesprächspartner *in Worte* gefaßt waren. R. mußte darüber hinaus *jeden sinnlichen Ein-*

*druck*, den er empfing, jeden Gedanken, der in ihm aufstieg, jedes Gefühl, das in ihm sich regte, als inquisitorische Frage nach seinem »Wesen« und nach seiner »Wahrheit« auffassen. Sein Verhalten ließ deshalb in diesen Tagen auch eine hilflose Konsterniertheit und eine gänzliche Ratlosigkeit angesichts seiner Umgebung erkennen. Zu diesem Zeitpunkt kam es auch zu der Äußerung R.s, über die ich bei der Darstellung der Krankengeschichte bereits berichtet hatte: daß nämlich *im Aussprechen* alles schon falsch werde und er eigentlich nur »äh, äh, äh, äh« machen dürfte, wenn er so sein wolle, wie er »geboren« wäre.

### Gesprächsthemen sind nicht mehr eingrenzbar

Nun soll versucht werden, die Veränderungen der Rede*weise* und des Sprachverständnisses von R. mit dem *Inhalt* seiner Aussagen und demjenigen der Aussagen seiner Gesprächspartner zu konfrontieren, und dabei zu fragen, ob zwischen beiden ein Zusammenhang bestehen und wie dieser geartet sein könnte. Zunächst ist auffällig, daß R. auf eine präzise Frage, die auf einen *begrenzten* und *eindeutig bestimmten* Sachverhalt gerichtet war, wie lange er sich nämlich im Kenzinger Krankenhaus befunden habe, eine Antwort gibt, die diesen Sachverhalt nur am Rande streift, um sogleich *über ihn hinweg- und hinauszugehen*. R. zählt eine Fülle einzelner Begebenheiten auf, die sich ohne jede erkennbare Ordnung – wäre sie auch nur chronologischer Art gewesen – allmählich zu einem kurzgefaßten Abriß seiner Lebensgeschichte anhäufen. Dem Zuhörer entsteht ein Eindruck, der etwa demjenigen entspricht, der zustande kommt, wenn man ein umfangreiches Buch diagonal durchblättert. – R. gibt in solch einem Fall also auf eine Frage, die nur auf die Dauer einer zeitlich genau begrenzten Situation abzielt, eine ganze Lebensbeschreibung zur Antwort, die der Zuhörer sich freilich selber erst ordnen muß, wenn sie für ihn irgendeinen Sinn ergeben soll. Auch wenn man sich nach der Schulzeit, der Eheschließung oder dem Kriegsdienst R.s erkundigt, bekommt man von ihm Antworten, die in ihrer Art denjenigen entsprechen, soeben wiedergegeben worden war. Sie weiten sich jedesmal zu einem – freilich unvollständigen und bruchstückhaften – Lebensbild aus. Dieses wird jedoch nicht in einer beschreibenden Form vor den Zuhörer einfach hingestellt, es dient vielmehr dazu, *etwas anderes* zu motivieren, zu begründen oder zu erklären, was allenfalls in diesem Lebensbild seinen Ausdruck sucht: nämlich den Sachverhalt, nach dem R. sich unausgesetzt befragt meint. Daß bei R.s Antworten eine Art kurzgefaßter Biographie zustande kommt, ist nur ein unbeabsichtigter Nebeneffekt seiner Rede, dessen störender Wirkung er sich in den ersten Tagen seiner Psychose auch gelegentlich bewußt wird. Er unterbricht sich dann und sagt:

> »Ich will Ihnen hier ja nicht meine Lebensgeschichte erzählen, das interessiert Sie ja nicht.«

Dennoch fährt er ohne einzuhalten in gleicher Weise fort, wie schon mehrfach beschrieben wurde. Mehr noch als für jede noch so weitschweifige Lebensbeschreibung ist es nämlich für R.s Erzählungen charakteristisch, daß sie *kein Ende finden können*. Man gewinnt sogar den Eindruck, daß sie in ihrem Fortgang *einem Ende* oder auch nur einem von R. beabsichtigten Abschluß *nicht einmal näher kommen*. R. selber sagt dabei zwar immer wieder, daß er sich kurz fassen werde, er versucht auch, den Sachverhalt, um den seine Rede kreist, durch knappe Skizzierung einzelner Begebenheiten zum Ausdruck zu bringen; aber weil diese sich im Aussprechen als ungeeignet dazu erweisen, sieht er sich immer wieder gezwungen, auf andere zurückzugreifen, die dieser Aufgabe möglicherweise besser gerecht werden könnten. Es geht R. dabei in erster Linie weder um die beschreibende Schilderung seiner Biographie, noch um die beispielhafte Heraushebung einzelner Lebensabschnitte. Was er ausdrücken möchte und wonach er sich unausgesetzt gefragt fühlt, ist vielmehr eine endgültige Aussage darüber, was er selber »*in Wahrheit ist* und immer war«, sein »innerstes Wesen als Mensch« oder gar die »Wahrheit selber«. Diesen Sachverhalt versucht er, zur Sprache zu bringen, indem er die verschiedensten Begebnisse seines Lebens teilweise schildert, teilweise aber auch nur andeutet: wesentlich ist dabei für ihn nur, daß diese

»Wahrheit« in ihnen anklingt. Deshalb können Jugend- und Kriegserlebnisse, sein Unfall, seine Grübeleien zu Hause, die Sorge, die Versicherungsgesellschaft würde nicht zahlen, sein eigenes zielloses Herumstreunen im Alter von 17 Jahren anscheinend »wahllos« nebeneinanderstehen. Sie alle werden durch die Tatsache verbunden, daß sie von R. ausschließlich als Abbildungs- und Darstellungsversuche des einzigen Sachverhaltes in Anspruch genommen werden, der für ihn noch belangvoll geblieben ist: nämlich der *»Wahrheit«, nicht der Geschichte seines Lebens*. Diese »Wahrheit«, die sich in keiner Geschichte zu entfalten vermag, ist die Totalität, nach der R. sich unaufhörlich gefragt wähnt, über die er aber nicht in der Lage ist, Rede und Antwort zu stehen, weil seine sprachlichen Ausdrucksmittel sich dazu als ungeeignet erweisen.

### Der Verlust der Gesprächsebene durch die Totalisierung der Lebenswahrheit

Ich will nun versuchen, die bisher beschriebenen Veränderungen formaler und inhaltlicher Art, die R.s Sprachverständnis und sein sprachlicher Ausdruck erlitten haben, im Hinblick darauf zu betrachten, was sich aus ihnen über die Möglichkeiten und die Ablaufweise eines Gesprächs mit R. ergibt. Es war bereits geschildert worden, daß jede Zuwendung zu R. für diesen den Charakter einer Frage anzunehmen schien, deren inquisitorische Radikalität von Tag zu Tag deutlicher hervortrat. In den Sog dieser inquisitorischen Befragung gerieten schließlich auch R.s außersprachlichen Wahrnehmungen hinein. Diese Radikalisierung, von der die Fragwürdigkeit aller Wahrnehmungen R.s betroffen wurde, schien dadurch zumindest mitbegründet, daß die Frage nach »Wahrheit« seines »Wesens« zu dem einzig belangvollen Inhalt seiner Wahrnehmungen geworden war. Es war R. völlig unverständlich, daß eine fragende Zuwendung zu ihm auch begrenzt sein könnte und nur einzelne Lebensabschnitte, Betätigungsfelder, körperliche Empfindungen im Auge gehabt hätte, oder gar nur Begebenheiten, die mit seiner

Person sehr lose in Zusammenhang stünden. Für ihn enthüllten solche Fragen sogleich einen globaleren Sachverhalt: nämlich die Frage, was er denn »wirklich und in Wahrheit« sei. Erst von dort her wären sie dann auch in ihren Einzelheiten »richtig« zu beantworten. Aus einer begrenzten Frage, die sonst immer einen *Grund unfraglicher Gegebenheiten* voraussetzt, damit ihr präziser Sinn verständlich wird, ist also für R. eine universale Fragwürdigkeit geworden, die ihn rat- und verständnislos macht. Alles – d.h. jede vernommene Einzelheit – fragt schließlich nach »allem« – nämlich der »ganzen Wahrheit« seines »Wesens«. – Mit der Radikalisierung dieser Fraglichkeit schwinden aber für R. auch die Möglichkeiten einer angemessenen Antwort. Es fällt ihm immer schwerer, dasjenige, was er sagen möchte, weil er sich unausgesetzt danach gefragt meint, in Sachverhalten auszudrücken, die sprachlich auch formulierbar wären. R. greift eine Unzahl von Aussagen auf, aber schon während er sie ausspricht erweist es sich, daß die Gewichtigkeit seines Anliegens diese Worte und Sätze nicht zu durchdringen vermag, sondern an ihnen »abgleitet«. Sie verwandeln sich dabei in leere »Bedeutungshülsen«. Jeder neue sprachliche Ausdrucksversuch erweist sich ebenso »wahrheits-« und sinnentleert: er bleibt ohne Belang für die Situation, in der R. ihn macht. Zur einzig angemessenen »Formulierung« wird ihm das Ächzen, das aus dem sprachlichen Bereich im engeren Sinne bereits heraustritt, sofern wir unter *sprachlichem* Ausdruck eine gerichtete und gegliederte Mitteilung von bestimmten Sachverhalten verstehen.

Durch diese Radikalisierung, die in dem gleichen Maße jede Wahrnehmung R.s in eine *Frage* nach seiner »Wahrheit« verwandelt, wie sie jede seiner Aussagen der Forderung unterwirft, auf diese Frage zu *antworten*, scheinen die Störungen jedenfalls mitbedingt worden zu sein, die R. außerstande setzen, sowohl »richtig« zu verstehen, als auch dasjenige, was er eigentlich sagen möchte, in sprachlich angemessener Form auszudrücken. Normalerweise läuft ein Gespräch ja auf einem Boden ab, der ein gemeinsames Wissen und ein unausgesprochenes Einverständnis enthält, die beide keiner Erklärung mehr bedürfen. Von diesem gemeinsamen Boden her gewinnen die vernommenen Worte ebenso erst einen Sinn, der eindeutig verständlich ist, wie dieser Boden auch die Plattform abgibt, die es uns erlaubt, in einer gegebenen Situation selbst die richtigen Worte zu finden. Frage und Antwort: die beiden Extrempole, zwischen denen jedes Gespräch als gegenseitige Mitteilung von Sachverhalten sich bewegt, setzen also einen *unausgesprochenen Grund* voraus, der beiden Partnern gemeinsam sein muß, wenn sie sich verstehen und sich etwas zu sagen haben sollen. Auch jede Auseinandersetzung bekommt ihren Sinn erst auf dem Grund eines unausgesprochenen Einverständnisses, von dem sie sich abheben kann. Die genauen Grenzen und das Ausmaß eines solchen gemeinsamen Einverständnisses, durch dessen Vorhandensein jedes Gespräch erst zustande kommt, werden zwar oft erst in seinem Verlauf abgetastet und genauer bestimmt. Diesen Vorgang, an dem stets beide Partner beteiligt sind, nenne ich die Auffindung der *Gesprächsebene*. Es spielen eine Reihe von Faktoren in ihn hinein, die ich hier nicht näher aufführen kann, insbesondere auch die Tatsache, daß man sich einem Gespräch auch *überlassen* können muß, damit die Sachverhalte, von denen noch die Rede sein muß, sich von denen abheben können, über die man nichts mehr zu sagen braucht. Daraus ergibt sich schon, daß die Gesprächsebene keine feste Grenze sein kann, sondern durch den Verlauf des Gespräches selber in Bewegung gehalten werden muß. Bildlich kann man dies so ausdrücken, daß die Gesprächsebene mit dem Niveau des Gesprächs steigen oder fallen kann. Ebenso wird auch der Grund des gemeinsamen Einverständnisses, auf dem es beruht, den Gesprächspartnern durchsichtig werden, aber auch verschwommen bleiben können: dieses letztere z.B., wenn beide von den gleichen ungeklärten Voraussetzungen ausgehen. Ich muß mich hier auf diese bildliche Darstellungsweise beschränken, will aber doch versuchen, mit Hilfe einiger Beispiele zu verdeutlichen, was gemeint ist. Wenn wir mit einem Psychiater ein Gespräch über Halluzinationen beginnen, werden wir voraussetzen können, daß er die einschlägigen psychopathologischen Definitionen kennt. Diese werden wir uns in unseren Beschreibungen und Erläuterungen sparen können. Es ist eine Gesprächsebene vorhanden, die zwar zunächst noch nicht genau abgegrenzt ist, im weiteren Verlauf der Unterhaltung sich jedoch immer klarer abzeichnen wird. Wir brauchen uns schließlich kaum mehr zu überlegen, wo wir ausführlich abhandeln müssen und wo im Gegensatz dazu Andeutungen bereits genügen. Voraussetzung dazu ist freilich, daß wir auf unseren Gesprächspartner und die gegebene Situation eingehen. Am Tonfall seiner Stimme, an seiner Mimik und Gestik, an seinem Blick müssen wir ablesen können, ob wir »zu viel« oder »zu wenig« sagen, und es lernen, uns entsprechend zu korrigieren. Sagen wir zu wenig, werden sich in seinen Reaktionen Unverständnis, Unsicherheit, mühevolle Anstrengungen oder resignierte Gleichgültigkeit abzeichnen; sagen wir zu viel, statt dessen Langeweile, Geringschätzung, Ärger oder beleidigte Gekränktheit. – Bei einer Prüfung z.B. kann es für den Prüfling schwierig sein, die richtige Gesprächsebene zu finden, wenn ihm der Sinn einer einfach gemeinten Frage nicht sogleich aufgeht. Er weiß plötzlich nicht mehr, wo er mit seiner Antwort anfangen soll und setzt entweder bei »grundsätzlichen« Problemen ein, von denen der Prüfer im Augenblick gar nichts wissen will, oder aber er bewegt sich allzusehr an der »Oberfläche« bloßer Erscheinungen. Er könnte freilich auch von hier aus zu der richtigen Antwort kommen. Wenn der Prüfer dabei aber nicht hilft, sondern statt dessen ein mürrisches Gesicht aufsetzt, wird der Prüfling unsicher und gerät durcheinander, weil er seine ganze Anstrengung darauf richtet, eine Gesprächsebene mit dem Prüfer herzustellen und deshalb von einem Ansatz zum anderen taumelt, statt einen von ihnen konsequent durchzuhalten. Die Mühe, eine Gesprächsebene erst herstellen zu müssen, erschwert also die Lösung einer Aufgabe, indem sie uns von dieser Aufgabe ablenkt. Wenn es dem Prüfling gar nicht gelingen will mit dem Prüfer ins Gespräch zu kommen, ändert sich für ihn aber auch der »Stil« der Befragung. Diese wird vom Prüfling als »kalt«, »unbeteiligt«, wenn nicht gar als schikanös empfunden, selbst wenn jede dahingehende Absicht des Prüfers fehlt. Sogar ein freundlicher Zuspruch des Prüfers gerät dann leicht in den Geruch, unehrlich gemeint oder gar eine neue Falle zu sein, wenn der Prüfer dem Prüfling nicht auf seine Gesprächsebene folgt. – Ähnliche Unsicherheiten im Auffassen und Erwidern wie bei der Prüfung können einen aber auch bei ganz anderen Gelegenheiten befallen: z.B. am Telefon oder beim Lesen oder Schreiben eines Briefes. Am Telefon fehlen die begleitenden Gesten des Partners, bei der Korrespondenz darüber hinaus noch seine Stimme. Beide Male fehlt das gewohnte Korrektiv einer *sofort* reagierenden gemeinsamen Situation, das eine Stetigkeit der Abstimmung gewährleisten würde. Wir müssen deshalb in solchen Fällen unseren Worten selbst durch unsere Diktion eine größere Präzision verleihen, die Mißverständnisse erschwert, wenn wir die alte Sicherheit des Kontaktes wiederfinden wollen. Was wir am Telefon sagen und was wir schreiben, muß von so eindeutiger Formulierung sein, daß es selber die Situation herstellt, in der es richtig verstanden werden soll, es kann sich dazu nicht kontinuierlich von einer unmittelbar gegenwärtigen Situation abstimmen lassen, wie dies bei einem Gespräch »von Angesicht zu Angesicht« noch möglich wäre.

Diese Beispiele lassen sich allerdings nicht unmittelbar auf die Situation übertragen, in der R. sich während eines Gespräches befindet. Eine Gemeinsamkeit besteht darin, daß weder in den geschilderten Situationen gesunder Menschen, noch bei einem Gespräch R.s eine gemeinsame Gesprächsebene wirklich gefunden wird. Diejenigen Verhaltensweisen R.s, die lediglich als Folge dieser Tatsache aufzufassen sind, werden für uns auch unmittelbar einfühlbar bleiben. Wir dürfen aber wesentliche Unterschiede zwischen der Situation R.s und derjenigen eines Prüflings oder eines Anrufers nicht übersehen. Bei einer Prüfung oder am Telefon ist man nämlich sehr wohl in der Lage zu bemerken, ob man im Verlauf seiner Rede von einer möglichen Gesprächsebene sich entfernt oder aber sich ihr nähert. Es kommt zu einer rückläufigen Evidenz, die kontinuierlich darüber befindet, wie unsere Rede bei dem Gesprächspartner »ankommt«: auch dann, wenn es uns nicht gelingt, die richtige Gesprächsebene mit ihm zu finden. Selbst das Gefühl der Ungewißheit darüber ist ein Zeichen dafür, daß wir bereits auf das Vorhandensein einer solchen gemeinsamen Gesprächsebene eingestellt sind. Diese erste Einstellung kann R. aber gerade nicht zustande bringen. Sie ist für ihn nicht »einfach da«, wie wir vermuten dürfen, zufolge von R.s Inanspruchnahme durch die Frage nach der »Wahrheit« seines »innersten Wesens«, in der für ihn ein Wahrheitsanspruch offenbar geworden ist, dessen Absolutheit jede mögliche sprachliche Verständigungsebene mit einem anderen Menschen von vornherein zu Belanglosigkeit verdammt. Hingegen ist R. durchaus in der Lage, für kurze Zeit sich auf einer Gesprächsebene zu bewegen, die es ihm erlaubt, vom »Leistungsstandpunkt aus« richtig zu verstehen und richtig zu antworten. Nur erfordert dies von ihm eine besondere Anstrengung, von der in seinen Klagen auch häufig die Rede ist. Er bringt die vom Standpunkt des Gesprächspartners »richtige« Gesprächsebene nämlich ausschließlich durch sein »kategoriales Verhalten« zustande. Die Einstellung fehlt, die R. rückläufig eine unmittelbare und unreflektierte Evidenz darüber geben könnte, inwiefern er »wirklich« richtig verstanden und »richtig« geantwortet hat. Erst dadurch würde es ihm möglich und für ihn auch zulässig, auf den Ergebnissen des Gespräches, die ihm als mnestischer Bestand ja verfügbar bleiben, den weiteren Gesprächsverlauf aufzubauen, ohne diese Ergebnisse jedesmal aufs neue explizieren zu müssen. Für R. ergibt sich also weder eine Gesprächsebene von selber, wenn er sich im Verlaufe eines Gespräches diesem überläßt, noch kann sie, wenn sie vom Gesprächspartner durchgesetzt wird, vom Fluß des Gespräches gespeist und beweglich gehalten werden. Vielmehr muß sie von R. durch eine eigene begriffliche Anstrengung sowohl gefunden als auch ständig aufrechterhalten und gegebenenfalls abgewandelt werden. Was R. verlorengegangen ist, könnte man mit Minkowski (1953) auch den »vitalen Kontakt« des Gespräches nennen oder seinen »personalen Faktor«: nämlich die Tatsache, auf einen Gesprächspartner immer schon eingestellt zu sein. Selbst diese erste Einstellung: sich nämlich »im Gespräch« zu befinden, ist für R. zu einer »Spezialbetätigungsweise des Denkens« (Beringer 1924) geworden, wodurch sie ihre hervorstechendste Eigenschaft verloren hat, die darin bestand, durch ihr eigenes Zurücktreten ein Gespräch für dasjenige freizugeben, was in ihm gesagt und aufgefaßt werden kann. Dadurch werden die Klagen R.s über das »ungeheuerliche Maß an Konzentration« wenigstens teilweise verständlich, das unausgesetzt von ihm abverlangt wird.

### Erst durch den Übereinstimmungssinn der Sprache entsteht eine Gesprächsebene

Zum Abschluß dieses Kapitels stellt sich noch die Frage, was für eine Wirkung das Vorhandensein oder Fehlen einer gemeinsamen Gesprächsebene auf die Beziehung der Gesprächspartner zueinander hat. Ich hatte bereits gesagt, daß die Gesprächsebene den Fond der für beide Partner unfraglichen Gegebenheiten enthält, die keiner Worte mehr bedürfen; sie bestimmt und begrenzt dadurch aber auch, was zwischen beiden noch ausgesprochen und was vom anderen noch verstanden werden muß. Jede Frage, die auf dem Boden einer gemeinsamen Gesprächsebene gestellt wird, enthält also auch einen stillschweigenden Zuspruch, sie *fordert* nicht nur eine Antwort, sondern sie *ermutigt* zugleich auch zu ihr. Dieser Zuspruch und diese Ermutigung beruhen aber auch darauf, daß der Gesprächspartner jeder Antwort, die er erwartet, etwas von vornherein schon als selbstverständlich *erläßt*: etwas, worauf sie nicht mehr einzugehen braucht. Jede Antwort *darf* etwas verschweigen: und zwar dasjenige, wovon beide Gesprächspartner stillschweigend anerkennen, daß es mit der Fraglichkeit der gestellten Frage entweder nichts zu tun haben soll, oder aber für beide den selbstverständlichen Boden des Gesprächs darstellt. Zu jedem Gespräch gehört dies *Erlassen* einer radikalen Explikation des Sprechens und Verstehens unabdingbar hinzu, das beide Gesprächspartner sich gegenseitig stillschweigend zusprechen: wodurch sie zugleich verhindern, daß aus einem Gespräch eine inquisitorische Befragung wird. Durch solche Überlegungen könnte man zu der Annahme verleitet werden, die Sprache sei nicht nur im Schweigen fundiert, wie BRICE PARAIN (1952) dies ausgedrückt hat, sondern ziele letztlich auch auf das Schweigen hin. Die Versuchung dazu wird noch größer, wenn man sich klar macht, daß die Auffindung einer gemeinsamen Gesprächsebene und ihre fortlaufende Anhebung in der Tat auch zu einer Gesprächsweise führen kann, die dazu tendiert, beide Partner so sehr aufeinander abzustimmen, daß sie schließlich im gegebenen Augenblick immer dasselbe sagen wollen, so daß zwischen ihnen alle weiteren Erklärungen also überflüssig zu werden scheinen. Alles Nötige wäre dann schon gesagt, es könnte nur noch wiederholend, bestärkend, bejaht und anerkannt werden. Daß ein solch wiederholendes »Nennen« der Dinge (RILKE 1923) aber schon deshalb die Vollendung der Sprache sein soll, weil in ihm Frage und Antwort zum Schweigen gebracht sind, bleibt ein metaphysischer Glaubenssatz. Empirisch aufweisbar ist nur, daß die Sprache neben anderen auch eine solche Tendenz enthält, die darauf drängt, nicht nur etwas von einer Frage und einer Antwort stillschweigend zu erlassen, sondern auch durch das Sprechen selber, in Form eines »wiederholenden« Nennens, beide Gesprächspartner immer mehr zum Schweigen zu bringen. Sie würde unter den pathischen Kategorien von WEIZSÄCKERS (1956, S. 60 f.) am ehesten der Anfärbung des »Dürfens« entsprechen; wir nennen sie hier höchst vorläufig den Übereinstimmungssinn der Sprache, den wir ihrem Fragesinn, ihrem – gefühlsgetragenen – Ausdruckssinn und ihrem kognitiven Verständigungssinn gegenüberstellen. – Für R. bildet sich also deshalb keine Gesprächsebene, weil das Gespräch für ihn keinen Übereinstimmungssinn mehr enthält. Das Gespräch bleibt damit ganz der Dimension von Frage und Antwort überlassen, die mit einem Absolutheitsanspruch an R. herantreten, von welchem eine Explikation gefordert wird, in der nichts verschwiegen oder ungeprüft bleiben darf. Zuspruch, Ermutigung, Erlassen und Dürfen, von denen für uns auch noch die peinlichste Frage eine Andeutung enthält und die uns erst veranlassen, auf sie einzugehen, sind aus R.s Sprache endgültig verbannt. Deshalb muß er nicht nur Fragen, die ihm gestellt werden, sondern alles, was er vernimmt, als Prüfung, als Inquisition und schließlich als sinnlose Höllenqual auslegen. Alles wird R. zur Frage, die unnachsichtig von ihm eine Antwort fordert, auf die er aber nichts entgegnen kann. So erscheint es auch folgerichtig, daß R. am Ende ächzend verstummt.

# Kapitel 5

## Handhabung

Was ist eine Teekanne?

Um uns näherzubringen, in welcher Weise R. mit den Gegenständen umgeht, die er um sich herum vorfindet, greife ich ein Beispiel auf, das bei der Darstellung der Krankengeschichte bereits erwähnt wurde: während einer gemeinsamen Teestunde betrachtet R. ausgiebig und argwöhnisch die grüne Teekanne, die, zum Eingießen bereit, auf dem Tisch steht. Seiner Miene kann man den Ausdruck einer ängstlichen, leicht verschreckten Zurückhaltung entnehmen, aber auch, daß der Gegenstand auf dem Tisch eine ständige Anziehung auf ihn auszuüben scheint. R.s Verhalten ähnelt dem eines Menschen, der sich bereits einmal die Finger verbrannt hat, als er einer fragwürdigen Lockung folgte, deren Versuchungen er sich gleichwohl immer noch ausgesetzt fühlt. Nach längerem Zögern nimmt R. die Teekanne schließlich doch in die Hand, wobei er von unten ihre Rundung umfaßt, als wäre sie eine Frucht oder eine Schale. Mit langsamen, unbeholfen wirkenden Bewegungen tastet er ihre Oberfläche ab und dreht sie dann herum, indem er sie am Henkel und am Schnabel mit dem Daumen und Zeigefinger der rechten beziehungsweise der linken Hand festhält. Plötzlich gerät diese Tätigkeit jedoch ins Stocken. Mit einer ruckartigen Bewegung stellt R. die Teekanne auf den Tisch zurück, indem er, bei extrem zurückgebeugtem Oberkörper, die Arme vorstreckt, soweit es seine Anatomie nur zuläßt, und den Kopf dabei zur Seite dreht, so, als wenn er versehentlich ein »heißes Eisen« angefaßt hätte, das man so rasch wie nur irgend möglich wieder loswerden möchte, nicht nur weil es heimtückischerweise verborgene Gefahren enthält, sondern weil es einen auch kompromittiert oder gar anstecken kann. Ein ähnlicher Vorgang, wie soeben geschildert, wiederholt sich im Verlaufe der nächsten Minuten mehrere

Male. Es kommt aber auch vor, daß R. weder ängstlich und verschreckt, noch wütend aufgebracht, sondern vielmehr ratlos und konsterniert aussieht. Dann möchte er die Teekanne gar nicht mehr aus der Hand geben, er kann anscheinend gar nicht damit aufhören, sie mit Hilfe seiner Blicke, seines taktilen Empfindens und seiner Kinästhetik auszuforschen. Allerdings gewinnt man dabei nicht den Eindruck, daß es ihm gelänge, durch diese Tätigkeit seine Kenntnisse über den beforschten Gegenstand zu vertiefen, denn er läßt jede Systematik dabei vermissen und seine Ratlosigkeit nimmt eher noch zu. Zusammengefaßt betrachtet, geht R. mit der Teekanne nicht viel weniger inadäquat um als ein Kranker es tun würde, der an apraktischen oder agnostischen Störungen leidet. Wenn man R. aber fragt, was denn los sei, antwortet er, wenngleich nach einer kurzen Stockung doch: »Das ist eine Teekanne ... wie merkwürdig ... das soll ich glauben? ...«. R. »weiß« also genau, daß er eine Teekanne vor sich hat. Auf ausdrückliche Aufforderung, vorausgesetzt, man bringt sie energisch genug vor, versteht er sie auch richtig zu handhaben, wie es sich wenige Minuten später zeigt, als er schließlich doch Tee eingießt. Aber auf diese Handhabung scheint etwas von der »Merkwürdigkeit« übergegangen zu sein, die R. in der Zumutung zu erblicken meinte, mit diesem Gegenstand eine Teekanne vor sich zu haben. Man gewinnt den Eindruck, daß sie wider besseres Wissen erfolgt, entweder dem Partner zuliebe, oder weil R. es für klüger befindet, sich dessen Autorität zu beugen. R.s schließlich doch zielgerichteter Handhabung, dem Tee-Eingießen fehlt dann auch jede Natürlichkeit und Selbstverständlichkeit, obwohl man sie weder als unbeholfen, unsicher oder verkrampft bezeichnen kann. Die Präzision der motorischen Abläufe, aus denen diese endlich doch gelungene Handhabung R.s sich zusammensetzt, ist nicht grob beeinträchtigt. Dennoch wirkt sie leer, gewichtslos, marionettenhaft, unlebendig, unabgestimmt. Man gewinnt nicht den Eindruck, sie werde von einem lohnenden Ziel in Bewegung gehalten und überwände, um zu diesem zu gelangen, die unvermeidliche Trägheit und Schwere, die ihr Material ihr entgegensetzt. Überläßt man sich noch weiter dem physiognomischen Eindruck, der von dieser Handhabung ausgeht, so meint man darüber hinaus noch etwas Schemenhaftes und Gespenstisches in ihrem Ablauf zu sehen. Dieser Ablauf bleibt nämlich von den atmosphärischen Vorgängen seiner Umgebung unbeeindruckt, er geht gleichsam unberührt durch ihre verschiedenen Gefühlsströmungen hindurch, ohne sich von ihnen beschleunigen, aufhalten oder abdrängen zu lassen.

Überläßt man R. dann wieder sich selber, so beginnt er bereits nach wenigen Minuten aufs neue, die Teekanne argwöhnisch zu betrachten, sie zu betasten und an ihr herumzudrehen. Mit der Tatsache, daß es sich bei diesem Gegenstand um eine Teekanne handelt, die zum Eingießen da ist, kann R. offenbar nicht viel anfangen, obwohl er dies weiß und sich nach diesem Wissen auch richten kann, sobald so etwas von ihm verlangt wird. Er kann es aber, wie er es selber sagt, auch dann »nicht richtig glauben«. Die Wahrnehmung der Teekanne scheint keinen Hinweis für ihn zu enthalten, der ihn spontan zu einer bestimmten Auswahl von Umgangsmöglichkeiten mit ihr anhielte, um diese dann aus der gegebenen Situation zu präzisieren: z.B. Tee einzugießen, sie als keramischen Gegenstand ästhetisch zu betrachten oder den Teeduft einzuatmen, der ihr bereits entströmt. Man kann es dem Lächeln R.s ablesen, das erstaunt aber auch etwas mokant herablassend anmutet, wie merkwürdig, wenn nicht gar kindisch und lächerlich es ihm vorkommt, diesen grünen Gegenstand da auf dem Tisch als Teekanne zu behandeln. Ebenso seltsam erscheint es ihm, daß sein Gesprächspartner und auch sonst jedermann dies mit naiver Selbstverständlichkeit tun. Diese Selbstverständlichkeit, die Teekanne als eine wirkliche Teekanne hinzunehmen, die weiter nichts ist als eben eine Teekanne, macht R. also lächeln, sie kann ihm wenige Minuten später allerdings auch als eine beleidigende Zumutung oder aber, in einem glücklicheren Augenblick, wo er diese Selbstverständlichkeit selber anflughaft wiederfindet, als eine Art Wunder erscheinen, das ihn aus seiner Ratlosigkeit befreit. R.s Verhalten läßt sich entnehmen, daß für ihn die Wahrnehmung der Teekanne nicht einem *bestimmten* und *be-*

*grenzten* Umkreis von Möglichkeiten nahelegt, mit ihr umzugehen und sie entsprechend zu handhaben, von Möglichkeiten, die sich mit der Präzisierung der Situation schließlich auf *eine* – die dann nächstliegende – einengen. Diese Wahrnehmung enthält vielmehr eine weite, *unbegrenzte, ja unbegrenzbare* Fülle von Belang für die Situation, in der sie gemacht wird. Die Teekanne stellt für R. einen Gegenstand von unbegrenzter Fülle an Bedeutsamkeit dar, mit dem er nach seinen eigenen Worten »nichts anfangen« kann. Aufgrund des Fehlens eines situationsbegründet präzisierenden Aufforderungscharakters kann er die Kanne auch nicht umstandslos zum Eingießen in die Hand nehmen. Wenn er das schließlich doch tut, dann bringt ihn das seiner eigentlichen Absicht, die er damit verfolgt, keinen Deut näher. R. bleibt somit der von der Teekanne ausgehenden *Forderung* weiterhin ohnmächtig ausgesetzt, mit ihr »wirklich etwas zu tun«. – Da dieses »Etwas«, das mit ihr »wirklich zu tun« wäre, sich nicht begrenzen läßt, bedeutet es gleichzeitig aber auch »alles«. Die Tatsache bringt ihn zum Lachen oder macht ihn auch wütend, daß diese Inkongruenz zwischen der so totalisierten Bedeutsamkeit der Teekanne und ihrer »banalen« Alltagsbedeutung vom Gesprächspartner und offenbar von jedermann verleugnet wird und man ihn also für so dumm verkaufen will, daß man es ihm zumutet, diese Teekanne da in aller Selbstverständlichkeit *als Teekanne und sonst nichts* hinzunehmen und auch so zu behandeln. Ihm kann »dies nicht genügen«. Die Zeit »gehört der Vergangenheit an«, wo er so etwas tat und sich »durch Leistung darüber hinwegtäuschen« konnte, daß solche Bemühungen ungenügend blieben. Was nun von R. gefordert wird, nennt er im Gegensatz zu der insuffizienten Leistung, die jeder bestimmte und begrenzte Umgang mit Gegenständen für ihn darstellt: »wirkliches«, manchmal auch »wahrhaftiges« Tun. Es ist dies eine Handlung, die ebenso radikal »von Grund auf« wie »bis zu Ende« durchgeführt werden müßte. Nur so könnte sie der Forderung genügen, die von der grenzenlos gewordenen Bedeutsamkeit der Teekanne ausgeht. In den gleichen Sog geraten für ihn aber auch alle anderen wahrgenommenen Dinge, die samt und sonders das gleiche von ihm verlangen.

### Die Unfähigkeit zum Auf-Sich-Beruhenlassen von Bedeutungsmöglichkeiten

R. bringt es also nicht fertig, so wie alle anderen Menschen es tun, die Teekanne einfach *als Teekanne* hinzunehmen und zu behandeln. Sie ist für ihn nicht in einen Zusammenhang eingefügt, in dem die verschiedenen Gegenstände nur in einer begrenzten Auswahl von bestimmten Bedeutsamkeiten unserer Wahrnehmung zugänglich sind, von denen wir dann zu einer ebenso begrenzten Auswahl von bestimmten Umgangsmöglichkeiten aufgefordert werden, die diesen Bedeutsamkeiten entsprechen. Die Dinge, die wir in unserem Alltag wahrnehmen, enthalten für uns ja immer auch eine Reihe von *Selbstverständlichkeiten*, die wir als gegeben hinnehmen können, ohne ihnen weiter nachgehen zu müssen, die keiner Begründung durch anderes bedürfen. Wie die Teekanne hier in das Zimmer gekommen ist, wozu man sie außer zum Eingießen oder zur ästhetischen Betrachtung noch in Anspruch nehmen könnte, dies sind Sachverhalte, mit denen wir uns im Augenblick nicht zu befassen brauchen. Sie gehen uns – im Augenblick jedenfalls – nichts an. Die Wahrnehmung einer Teekanne fordert uns in den meisten Situationen, in denen wir uns befinden – so auch in derjenigen, in die R. eintritt -, nur dazu auf, das in dieser enthaltene Getränk einzuschenken; darüber hinaus kann sie uns – davor oder danach, jedenfalls aber nicht gleichzeitig – vielleicht noch dazu einladen, uns mit ihren ästhetischen Qualitäten zu beschäftigen, oder durch das Einatmen des Teeduftes die Teesorte zu identifizieren. Über das meiste, was sie uns über »Teestunde«, »Keramik« oder »Teesorte« hinaus noch anzeigen könnte, dürfen wir einfach hinweggehen. Und selbst wenn wir dies nicht tun, so bleiben die Vorstellungen, die wir darüber hinaus noch an Wahrnehmung der Teekanne knüpfen könnten: z.B. Giftbehälter, Wurfgeschoß oder Höllenmaschine unverbindliche bloße »Phantasien«, d.h.

sie bleiben angesiedelt im Bereich der Imagination, von dem wir die augenblickliche *reale* Situation zumeist nicht bestimmen zu lassen *brauchen*. Wir erkennen nun am Verhalten R.s – der dieses gerade nicht fertig bringt –, daß eine solche Begrenzung der Möglichkeiten, mit einem Gegenstand angemessen umzugehen, uns dann erst eröffnet wird, wenn unsere Wahrnehmung es uns erlaubt, seine übrigen potentiell sinnerfüllten Bedeutungen *auf sich selbst beruhen zu lassen*. Sonst würden ja auch diese Bedeutungen uns – und zwar im gleichen Augenblick – zu einem Umgang mit ihm auffordern, der auch ihnen entspräche. *Für uns* deckt eine situationsentsprechende Wahrnehmung der Teekanne also eine Reihe von anderen möglicherweise sinnträchtigen Bedeutungen zu, die uns nichts anzugehen brauchen: genauer gesagt: wir vollziehen ständig eine solche Zudeckung. In der Zudeckung von anderen möglicherweise sinnträchtigen Bedeutungen eines Gegenstandes liegt erst die Möglichkeit begründet, daß wir seine *eigene* situationsentsprechende Bedeutsamkeit wahrnehmen können und von dieser zu einem angemessenen Umgang mit ihm affiziert werden. Sonst müßte die grüne Teekanne auch für uns, noch während wir Tee eingießen, zugleich ein Objekt physikalisch-chemischer Untersuchung der Glasur oder der Materialqualitäten des Tons sein, wenn nicht gar eine Höllenmaschine, die uns bedroht, oder ein Vehikel für eine höhnische Anspielung auf unsere eigene Ohnmacht oder Lächerlichkeit.

## Der Verlust der Belanglosigkeit

Versuchen wir, uns noch einmal vor Augen zu führen, wie die grüne Teekanne für R. ausgesehen haben mag: R.s Handhabung vermag die unbegrenzte Fülle an Bedeutsamkeit nicht einzuengen, die in der Wahrnehmung der Teekanne für ihn enthalten ist, weil ihm alle Anhaltspunkte, alle Kriterien dazu fehlen. Er bleibt dieser Fülle ohnmächtig und widerstandslos ausgesetzt. Das gilt nicht nur für die Teekanne. Nirgends ist er in der Lage, sich ein Ding – ganz gleich welcher Art – vor sich zu bringen, das neben seiner totalisierten, handlungserheischenden Bedeutsamkeit auch eine »belanglose«, bloß bildliche Erscheinung darböte. Die ironische Überlegenheit, die er uns gegenüber besitzt und manchmal auch ausspielt, indem er auf unsere Naivität und sein besseres Wissen verweist, wenn wir hier von einer Teekanne reden, ist nichts anderes als dieser fragwürdige Besitz von Bedeutsamkeiten. Nur darin gründet die »Macht« seines Wissens und die »Tiefe« seiner Einsichten in die »Wahrheit der Dinge«, von welchen er sich gelegentlich auch zu einer mokanten Herablassung veranlaßt sieht. Sobald R. aber einen Gegenstand in die Hand nimmt, so zeigt sich auch ihm selber, daß ihm das »wirkliche Tun« in demselben Maße versagt bleibt, in dem ihm die unbegrenzte Fülle der Bedeutsamkeit dieses Gegenstandes zugänglich wird. Obwohl er mit ihm eigentlich *alles* »wirklich« tun müßte, kann R., wie er es selber formuliert, »in Wahrheit« *nichts* mit ihm tun (WULFF 1992). Der Gegenstand, mit dem er etwas Bestimmtes und Begrenztes zu machen versucht, entleert sich dabei jeder Bedeutsamkeit: bei dem Versuch, ihr handelnd gerecht zu werden, bleibt die Bedeutung des Gegenstandes als leere Hülse zurück. Weil R. an ihm nichts »wirklich tun« kann, bleibt ihm aber auch gleichzeitig nichts anderes übrig, als vor diesem Gegenstand passiv, festgebannt zu verharren. Denn dieser entleerte Gegenstand löst sich, als nur noch passiv wahrgenommener, seinerseits in einer unbegrenzten Totalität von Sinnträchtigkeiten, in einer unendlichen Anzahl von ebenso uneinlösbaren wie widersprüchlichen Handlungserheischungen auf. Er ist schließlich als einheitlicher Gegenstand, in einer situativ präzisierten Bedeutung, gar nicht mehr vorhanden. Das Fatalste ist es jedoch für R., daß diese beiden Erfahrungsweisen des »Alles« und »Nichts« ständig gleichzeitig da sind, ohne daß er in die Lage dazu käme, sie miteinander zu einer Dimension, deren Grenzwerte sie dann wären, zu verknüpfen. Und dies erfährt – ja erleidet – R. nicht nur an einem einzigen Gegenstand, sondern an allem und jedem, das er gerade wahrnimmt.

R. klagte aber auch darüber, die einzelnen Merkmale der von ihm wahrgenommenen Gegenstände, so auch der Teekanne, stünden beziehungslos nebeneinander. Der Duft des Tees gehört für R. nicht zur Teestunde, die grün glänzende Oberfläche der Kanne hat für ihn mit ihrer Form nichts zu tun: beide stehen in keinerlei Beziehung zu der Tatsache, daß es sich um ein Gefäß handelt, das dazu in der Lage ist, Flüssigkeit in sich aufzunehmen; dies wiederum enthält für ihn keinen Hinweis darauf, daß man diese Flüssigkeit in Tassen eingießen kann. Wenn er das letztere – auf Anordnung und gegen seine innerste Überzeugung – schließlich doch tut, so erscheint seine Handhabungsweise jeglicher Bezogenheit auf diese anderen Eigenschaften der Teekanne entleert – sie wirkt deshalb auch unlebendig, eintönig und mechanisch. Alle Merkmale bleiben so als voneinander gänzlich isolierte, gleich bedeutsame aktuelle Handlungsziele mit totalitärem Anspruch weiterhin vor- und aufgegeben und zwar in jedem einzelnen Augenblick. Sie gewinnen damit auch alle den schneidenden Charakter eines »nichts als das«. Wie ausgestanzt bleiben sie mit einer Schärfe gegeneinander abgesetzt, durch die für uns nicht einmal einzelne Gegenstände voneinander geschieden sind. *Nur für sich selber* sind sie noch bedeutsam. Weder zeigen noch verbergen sie etwas: – außer sich selber – und sie verbinden auch nichts, wie sie auch durch nichts verbunden werden können. Sie lassen sich weder ex- noch implizieren, weder beleuchten noch abschatten. Man kann in bezug auf die Gegenstandsmerkmale, die R. wahrnimmt, mit einem gewissen Recht von einer puren *Selbstdarstellung* – oder bloßen *Vorführung* – ihrer Bedeutsamkeit sprechen. Sie geben nämlich auch keine Hinweise auf andere, die nach ihnen thematisch werden könnten oder vor ihnen thematisch waren, weil ihnen ein zeitliches Gliederungsverhältnis, in einer geordneten Abfolge, grundsätzlich abgeht. Und schließlich kann R. sie auch nicht – etwa durch Hinsehen oder Wegblicken – zum Erscheinen oder Verschwinden bringen. Sie sind gleichsam *für immer und ewig da*. Metaphorisch ausgedrückt, fehlt ihnen die »Bekleidung«, die darin bestünde, von anderen, »belanglosen«, unthematisch gemachten oder gehaltenen Eigenschaften – oder aber von einem Stück undurchsichtiger Vergangenheit oder Zukunft – »umhüllt« zu werden: Es ist nur noch die »nackte Wahrheit« ihrer unlösbaren Handlungserheischung, die R. von ihnen vorgeführt bekommt. So wird auch seine verärgerte Äußerung verständlich, der zufolge alles um ihn herum »so schamlos nackt« und »schroff« aussähe. Eine bloße Selbstdarstellung eines Merkmals, das mit nichts anderem etwas zu tun hat, muß für R. ja vollends sinnlos bleiben, da sie ihn weder veranlassen kann, handelnd auf es einzugehen, noch ihm eine Gelegenheit dazu gibt, es durch eine besondere Art und Weise seiner Handhabung »bildlich« auszudrücken. R. kann deshalb von ihr nur beleidigt und verstimmt werden, und dies um so mehr, weil er einen solchen Vorführung »für immer und ewig« ohnmächtig ausgesetzt bleibt. Und am Ende ist er es dann selber, dessen lächerliche Ohnmacht angesichts jedweder Handlungsaufforderung vorgeführt wird.

## Handlung und Ausdruck

Die ausgestanzte Selbstdarstellung der Gegenstandsmerkmale als nackte Wahrheit ihrer uneinlösbaren Handlungserheischung macht es R. aber auch unmöglich, die *anderen* Eigenschaften der Teekanne *unthematisch*, etwa durch die Art und Weise seines Eingießens, mitauszudrücken. In uns ruft der Anblick einer Teekanne – die Wahrnehmung ihrer Bedeutung »zum Eingießen da« – ja gleichzeitig viele für dieses Handlungsziel irrelevante, bloß bildhafte Vorstellungen wach: Vorstellungen von einem bestimmten Duft, von einer bestimmten Glasur, von einer bestimmten Farbe und Materialqualität, und damit ebenso viele Anstöße, den Tee in einer bestimmten Art und Weise einzugießen. Eine Bedeutung erschöpft sich eben nicht nur in ihrer eigenen Bedeutsamkeit; sie gibt vielmehr *über diese hinaus* auch noch anderes »nebenher«, »bildlich« mit zu erkennen – wie sie auch einiges vorläufig noch gänzlich an sich hält. Alle diese

»nebensächlichen« Signale werden von uns gerade nicht – als Grundlage für explizite Handlungsentwürfe – im einzelnen klar und distinkt *wahrgenommen*, sondern meist nur, z.B. durch einen bestimmten, auf sie bezogenen Bewegungsrhythmus beim Eingießen oder durch die Tiefe und Langsamkeit unserer Atemzüge mimetisch *ausgedrückt*. Sie werden also nicht in bewußte, zielgerichtete Handlungen oder Handlungsentwürfe, sondern sogleich und unmittelbar in *Ausdruck* übersetzt. Dieser wird erkennbar durch unsere Mimik, durch unsere Haltung, durch die Art und Weise, wie wir uns einem angenehmen Geruch wohlig entgegenstrecken. All dies geschieht stillschweigend – ohne daß wir uns dessen bewußt Rechenschaft geben müßten. Für R. hingegen wird der Teeduft (z.B. Earl Grey) gleich schon zu einer eigenen Bedeutsamkeit, R. wird durch ihn fast wie ein Befehlsempfänger auf eine englische Teestunde – in einem Aristokratenschloß? – *hinverwiesen*, ja darauf, daß er »in Wahrheit« jetzt in England ist. Und von der Form der Kanne bekommt er sofort schon einen Bewegungsentwurf vorgeführt, wie er gleich – etwa als »Teemannequin« – einzugießen hat, ohne ihm gegenüber noch eine Wahl oder auch nur eine Atempause zu haben. Der konjunktivische Charakter eines *Bildes*, dem schon durch Gefühl und Ausdruck entsprochen werden kann, ist für R. in keinem Gegenstand und in keinem Gegenstandsmerkmal mehr enthalten. Merkmale – und die von diesen ausgehenden Signale – sind somit nicht mehr in der Lage, eine Reihe von Situationen vor ihn hinzustellen, die eintreten, aber auch ausbleiben können. Jede Situation ist vielmehr schon eingetreten.

## Verhöhnung durch endlose Weiterverweisung

R. ist es aber auch nicht gestattet, sich damit *zufrieden zu geben*, daß jede Situation immer schon eingetreten ist. Von jedem einzelnen Gegenstandsmerkmal wird ihm die Forderung »tu jetzt endlich was mit mir« angetragen, die, wenn er es versucht, unausweichlich in ein »mit mir *nicht*« oder besser »nicht mit *mir*« umschlägt. Dies »nicht mit mir« enthält eine Weiterverweisung: »... aber mit *dem da* vielleicht.« Von diesem jedoch tönt ihm wieder das gleiche entgegen: »Nicht mit mir, aber mit dem da vielleicht.« So kommt es zu einer fortlaufenden, nirgends ihr Ende findenden Weiterverweisung, die R. mit jedem Scheitern immer höhnischer und provokativer erscheinen muß. Man könnte diesen Sachverhalt, daß jedes von Dingmerkmalen ausgehende Signal für R. nur daraus besteht, sogleich *von sich selber fort auf jedes andere hin* zu zeigen, bildlich so ausdrücken, daß er in einem nur noch weiterverweisenden »Netz von Beziehungen« oder genauer in einer Welt immer rascher aufeinanderfolgender Fingerzeige gefangen ist. Dabei muß allerdings bedacht werden, daß eine solche gegenseitige *Vorführung* der Bedeutsamkeit der Dingmerkmale für R. letztlich gar nichts anderes erzielen kann als eben diese Vorführung selbst. Sie zeigt gleichsam »mit dem Finger« darauf, daß alle Dingmerkmale lediglich aus uneinlösbaren Bedeutsamkeiten bestehen, die ihrerseits keinen anderen Belang haben als diesen »Fingerzeig«, dem R. aber auch keinen einzigen Schritt weit nachgehen kann. Versucht er es auch nur ansatzweise, wird er sogleich wieder »genarrt« wie beim Fangenspielen ein Kind, dem es nicht gelingt, jemanden abzuschlagen. Zu solchen Vorführungen, die nichts als sich selbst darstellen können und schließlich allesamt nur noch höhnisch auf R. selber richten, haben sich auch die verschiedenen Gegenstandsmerkmale der Teekanne für R. aufgelöst.

### Die Dingeinheit als »Verstellung« und »Scheinbarkeit«

Aus diesen Überlegungen verstehen wir nun auch besser, daß die Selbstverständlichkeit R. besonders verdächtig vorkommen muß, mit der wir die Teekanne hinnehmen und behandeln. Diese Selbstverständlichkeit wird ihm ja nicht nur *von uns*, den anwesenden Personen, zugemutet, er nimmt ihre Zumutung vielmehr auch *an der Teekanne selber* wahr. »Merkwürdigerweise« tut die Teekanne so, als ob sie eine wirkliche Teekanne wäre, sie tut so, als ob man mit ihr »wirklich etwas tun« könnte, wenn man sie als eine solche behandelt. Die Teekanne, wie R.

sie wahrnimmt, hat sich also nur zu einer Teekanne *verstellt.* »Verstellung« an ihr ist aber auch ihre Bildlichkeit, d.h. die Tatsache, daß sie so aussieht, als würden die von ihren Gegenstandsmerkmalen ausgehenden Signale nicht nur Bedeutsamkeit enthalten, sondern diese zielgerichtete, thematische Bedeutsamkeit auch als Eigenschaften umhüllen, die für die augenblickliche Situation belanglos sein können, denen man deshalb auch nicht sogleich durch eine Handlung entgegnen oder entsprechen muß, sondern denen gegenüber man es auch dabei *belassen* kann, sie durch die eigene Handhabungsweise, oder auch nur durch die Art, *wie* man sie betrachtet, *auszudrücken.* Man kann diesen Sachverhalt auch so formulieren, daß es vor allem die *gegenständliche Einheit* der Teekanne in einer gegebenen Situation ist, die R. als Verstellung erfahren muß. Hinter dieser Verstellung zu der »Selbstverständlichkeit« einer situativ begründeten gegenständlichen Einheit steckt aber keine irgendwie geartete Absicht, oder gar eine »wahrere« Gegebenheitsweise der Dinge, die es nur zu entschleiern gälte. Sie geschieht vielmehr um ihrer selbst willen. Man könnte sagen, daß die *Verstellung* der Dinge zu dieser Selbstverständlichkeit zu ihrem Selbstzweck, ja zu ihrer einzigen Seinsweise geworden ist: zu der Art und Weise, wie sie sich in R.s Wahrnehmung überhaupt zu erkennen geben: sie »erscheinen«, was ihre gegenständliche Einheit anbetrifft, nur noch als Scheinbarkeiten. »Dahinter« befindet sich lediglich ein Netz von Fingerzeigen, die unaufhörlich auf nichts anderes als auf ihre eigene Bedeutsamkeit, auf ihr eigenes von Anfang an uneinlösbares Fordern, ihnen nachzukommen, hinverweisen – und damit letztlich auf niemanden anders als auf R., den von ihnen ebenso Geforderten wie Genarrten, selber gerichtet sind.

# Kapitel 6

## Orientierung

### Der Aufbau der Orientierungsleistung

Aber nicht nur die einzelnen Dinge, mit denen R. umgeht, nehmen ein anderes Aussehen für ihn an, sondern auch das Ensemble, das sie gemeinsam bilden: seine ganze Umgebung sieht plötzlich verändert aus. Man könnte versucht sein, hier gleichzeitig von einem Schwund wie auch von einem Überborden der »landschaftlich« physiognomonischen Räumlichkeit (E. Straus, 1949, 1955) zu sprechen, mit der u.a. auch die besondere Tönung, Färbung oder Atmosphäre einer Umgebung gemeint ist, die einen vor jeder »geographischen« Orientierung in einer charakteristischen Weise anmutet. Diese merkwürdige Widersprüchlichkeit wird von Straus selber thematisch nicht behandelt. Ich verstehe sie als ein Moment der von R. überall als real erfahrenen Widersprüchlichkeit, die zu so etwas wie dem »Grundgesetz« seiner Lebenslogik geworden ist und der wir in der Darstellung seiner sprachlichen Kommunikation und seiner Handhabung bereits begegnet sind.

R. Orientierung ist, anders als seine Handhabung, ja ein Verhalten, das sich auf die gesamte Umgebung bezieht, in der er sich vorfindet. Sie bildet damit die Voraussetzung für jede Form einer gezielteren Zuwendung. Belassen bleiben soll dem Wort Orientierung dabei die schillernde, mehrschichtige Bedeutung, die jede Weise umfaßt, wie man sich in einer Umgebung zurechtfindet, angefangen von vagesten Kennensanmutungen in Form eines Fremdheits- und Bekanntheitsgefühls bis zum ausdrücklichen Erkennen und Wiedererkennen einer Gegend. Darüber hinaus soll in der Folge sichtbar werden, daß sowohl die sachlich feststellende als auch die gefühlsmäßige, anmutungshafte, »affektionierende« Ebene der Orientierung normalerweise noch von einer dritten Weise sich zurechtzufinden, getragen ist, die sich allein auf die Tatsache richtet, ob man sich hier *überhaupt in einer Situation befindet*. Diese dritte Weise der Orientierung verbürgt erst die sogenannte »Ergebnisfestigkeit« der beiden anderen im Erlebnisstrom, sie weist deren Kundgaben einen biographischen Stellenwert zu und gibt ihnen dadurch erst die Dimension der Erlebnisdichte. Man könnte sie situierend nennen oder *situationsbildend*, wenn man darunter versteht, daß sie eine Umgebung erst zu einer Situation festlegt, in der man sich dann fremd *und/oder* bekannt fühlen und schließlich auch sachlich feststellend zurechtfinden kann. Anhand der ständig fehlschlagenden Orientierungsversuche R.s soll nun deutlich werden, was »normalerweise« dazu gehört, eine solche *situationsbildende Orientierung* zustande zu bringen, aber auch, wie die *gesamte* Orientierungsleistung verändert wird, wenn sie versagt. Als Beispiel diene uns wieder, wie im vorausgegangenen Kapitel, die gemeinsame Teestunde mit R. im Arztzimmer.

### R.s Blick steckt die Dinge mit Befremdlichkeit an

Ich setze bei der Beobachtung ein, daß die normale, alltägliche Bedeutung der Teekanne R. während einer Gesprächspause wieder entglitt. Wie schon einige Male vorher, fand er sich nicht mehr in der Lage, die Teekanne einfach und selbstverständlich als Teekanne zu nehmen. Er begann aufs neue, sie anzusehen und zu betasten. Diesmal wurde aber nicht nur sie selber, sondern auch der Tisch, auf dem sie stand, von R. vorsichtig, wenn nicht gar ängstlich betrachtet. Diese zunächst noch vorsichtig abtastende, bald aber schon argwöhnisch prüfende Musterung erstreckte sich immer weiter: auf den Fußboden, auf den Schrank, auf das Waschbecken; dann kehrte R.s Blick wieder zu seinem Gesprächspartner zurück. Doch inzwischen mußte die Befremdlichkeit, die von den durchmusterten Dingen auszugehen schien, auch dessen Anblick mit erfaßt haben. Jedenfalls kam es dem Zuschauer so vor, als wenn R.s Blick sich auf dieser Wanderung mit der Befremdlichkeit der durchforschten Dinge derart vollgesogen hatte, daß er diese Befremdlichkeit sogleich auf jeden neuen Anblick übertrug: es schien gar keine Gegenstände mehr zu geben, auf denen er unbefangen ruhen konnte. Durch eine solche Kontagiosität selber befremdet, aber auch verschreckt, blickte R. um sich. Schließlich stand er auf und hastete zum Fenster. Mit seiner ganzen Umgebung schien es ihm nun so zu gehen wie vorher mit der Teekanne: er wußte nicht mehr, was die Dinge um ihn herum hier sollten, wieso sie hier standen und was er mit ihnen anzufangen hatte. Obwohl er sie kannte und auch wiedererkennen konnte, war es ihm nicht möglich, sich unter ihnen *zurechtzufinden*. Die Teekanne, der Tisch, das Zimmer, der Ausblick aus dem Fenster ließen Gemeinsames und Zusammengehöriges nicht mehr erkennen. In einer Entfernung, die R.s Blick durchmessen konnte, war nichts mehr einfach und sicher da, wonach er sich hätte *richten* können. Bei klarem Bewußtsein war R. vorübergehend örtlich nicht mehr orientiert. Eigentümlich unstet, manchmal sogar abgerissen wirkten seine Bewegungen, aber auch sein Blick: als wenn sie ständig von den Dingen zurückgewiesen würden, auf die sie sich richteten, und zwar durch eine Verfremdung, die sie selber in diese hineintrugen.

### Verlust des Sich-richten-Könnens

Aus einer zweiten Beobachtung läßt sich erkennen, daß R., auch wenn er sich nicht zurechtfand, eine gewisse Kenntnis seiner Umgebung noch besitzen konnte. Er konnte auf Befragen angeben, wo er sich befand und wohin er zu gehen beabsichtigte: z.B. ins Nebenzimmer oder in den Speiseraum. Dieses Wissen aber hatte eine Tragweite, die nur bis zu seiner Aussagbarkeit reichte: sonst war es für R. nicht praktikabel, es konnte sich auf sein orientierendes Verhalten jedenfalls nicht auswirken. Wenn man R. zum Essen rief, konnte es vorkommen, daß er nach einem oder mehreren seiner Anläufe plötzlich stehen blieb. Obwohl er sein Ziel nicht vergessen hatte, verlor er es aus den Augen. Sein Blick begann schon nach wenigen Schritten, ziellos umherzuirren und in der vorhin beschriebenen Weise sich mit

Befremdlichkeit anzufüllen. Besonders auffällig war R.s Verhalten, wenn er den Gegenstand nicht sehen konnte, den er erreichen wollte, wenn es sich also um Ziele handelte, die sich außerhalb seines momentanen Blickfeldes befanden. R. änderte dann ohne ersichtlichen Grund seine Richtung, er verlief sich und blieb plötzlich stehen, den Ausdruck gänzlicher Ratlosigkeit im Gesicht. Die Intention seines Blickes reichte nur bis zu Zielen, die er auch buchstäblich ins Auge fassen konnte: so könnte man R.s Verhalten einstweilen beschreiben. »Draußen«, nämlich außerhalb seines momentanen Blickfeldes, war für ihn nichts mehr vorhanden, da »hörte es« nach seinen eigenen Worten »ganz auf«. Den Gegenständen in R.s Umgebung schien die Eigenschaft abhanden gekommen, ein noch nicht sichtbar gewordenes Ziel anzukündigen, zu ihm weiterzuverweisen, Möglichkeiten anzudeuten, wie man »dorthin« gelangen könne. »Wie soll ich denn dorthin kommen?« fragte R. bei einem vergeblichen Versuch, auch nur das Nebenzimmer aufzusuchen: diese einfache Leistung fiel ihm deshalb so schwer, weil ihm sein momentanes Blickfeld nicht als eine Wegstrecke zum nächsten erschien. Wo ein solches Aufeinanderfolgenlassen von Strecken nicht zu den Bedingungen der Orientierungsleistung gehörte, z.B. *innerhalb* seines momentanen Blickfeldes, blieb R. eine Weile noch die Möglichkeit offen, seinen Blick an das Ziel festzuheften und diesem »blind« zu folgen, d.h. ohne Rücksicht auf Abstimmung mit eventuell neu auftauchenden situativen Gegebenheiten. – Aber auch auf diese Weise kam R. von Tag zu Tag seltener ans Ziel. Wie bei der eben geschilderten Teestunde bedurfte es dazu einer großen Anstrengung, die seine Bewegungsfreiheit zunehmend einschränkte und sich schließlich doch als fruchtlos erwies: auch wenn R. sein Ziel ständig im Auge behielt und sich keinen Blick zur Seite erlaubte, kam er dort meistens nicht an. Am Ende eines solchen Versuches, sich zurechtzufinden, stand R. wie angewurzelt im Zimmer oder im Gang herum. Sein Blick, der ebenso erstarrt war wie seine Haltung, schien nun ein Blickfeld gar nicht mehr einzuräumen, das eine Begrenzung von »vorne« und »hinten« anschaulich gemacht hätte. Wenn man sich dem physiognomischen Eindruck ganz überließ, tauchte einen Augenblick lang sogar die Vorstellung auf, man hätte es mit einem Menschen zu tun, der auf die Stufe von Lebewesen radiären Bauplanes zurückgesunken ist. Oder, geläufiger ausgedrückt: R. war zu einem katatonen Säulenheiligen erstarrt.

## Desorientierung durch zielloses Suchen

Ich will nun das Verhalten R.s an einem anderen Beispiel weiter zu verdeutlichen suchen, dessen Gültigkeit freilich beschränkt ist, weil es dem Erlebnisumkreis des »Gesunden« entstammt. Dazu vergegenwärtigen wir uns, wie es uns selber ergeht, wenn wir einen wohlbekannten Raum betreten, um etwas ganz Bestimmtes zu suchen, nun aber nicht nur vergessen haben, *wo* es sich befindet, sondern im Augenblick auch, *was* es war. Alle Gegenstände, die wir ins Auge fassen, erscheinen uns dann in einer eigentümlichen Gleichförmigkeit. Sie lassen uns dabei aber nicht einfach kalt. Wir irren zwischen ihnen herum, von einem von ihnen, z.B. dem Schreibtisch, wenden wir uns ab, um auf den Schrank zuzugehen, halten dann inne, gehen wieder ein paar Schritte zurück und bleiben schließlich unentschlossen und ratlos stehen. Unsere Suche nähert und entfernt uns nicht von ihrem Gegenstand. Wir können uns weder von einer methodischen Planung leiten lassen, von der die Reihenfolge unseres Vorgehens vorweg bestimmt wird, indem wir z.B. zuerst den Schreibtisch und dann erst den Eisschrank nach unserem Reisepaß durchsuchen werden, noch ist unser Vorgehen in ein vages Bekanntheitsgefühl eingebettet, das unsere leiblichen Empfindungen mit umfaßt und uns gelegentlich, mit schrittweise zunehmender Sicherheit, in die Nähe des Gesuchten führt: bis wir uns schließlich auch bewußt erinnern, wo es sich befindet. – Unsere Suche kann sich aber auch von einem Anblick nicht endgültig abwenden. Alles, was wir soeben noch vor Augen gehabt haben: der Schrank, der Schreibtisch, die Küchennische, könnte das Gesuchte dennoch enthalten. Unsere Umgebung gliedert sich also bei dieser Art Suche nicht in Hinsicht auf die Bedeutsamkeit, die sie für uns im Augenblick hat. Jeder Ort im

Zimmer bleibt ebenso bedeutsam wie jeder andere, weil das Gesuchte sich möglicherweise an jedem befinden könnte. Jeder ist aber auch gleich belanglos, weil keiner von ihnen in der Lage ist, unsere Suche dem Ziel näher zu bringen, oder auch nur zu bekunden, wie weit wir von diesem noch entfernt sind. Es kommt kein *Bedeutsamkeitsgefälle* zustande, das die Dinge unserer Umgebung durch ein gemeinsames Thema verbindet, indem es ihnen eine bestimmte gemeinsame Färbung gibt, sie andererseits aber auch, durch verschiedene Abstufungen dieser Färbung, als verschieden gerichtete Wegmarken unserer Suche, voneinander trennt. Unsere Umgebung erscheint uns in einer eigentümlich farblosen Neutralität und Indifferenz, die man aber auch nicht als homogen bezeichnen kann, weil jedes einzelne Merkmal eine eigene, distinkte Bedeutungserfülltheit besitzt, die es von allen anderen scharf absetzt. Alles bekundet in Hinsicht auf das Gesuchte, daß es »hier« scheinbar nicht ist, »hier« scheinbar ebensowenig wie anderswo: und dennoch mit Sicherheit »hier irgendwo« sich befindet. Deshalb können wir unserem Blick und unseren Schritten in diesem Raum überhaupt kein bestimmtes Ziel setzen, ja nicht einmal Wege anbahnen, die in eine bestimmte Richtung gehen. Aus demselben Grunde können unsere Schritte uns auch niemals »seitab« führen und unsere Blicke »im Vorübergehen« nie etwas nur streifen. Unsere Bewegungen sehen während einer solchen »gegenstandslosen« Suche entsprechend aus. Eindrücke wie Gelassenheit, Getriebenheit, fahrige Eile, angemessene Zielstrebigkeit können gar nicht zustande kommen. Wie sollten wir in einem angemessenen Tempo und mit angemessener Zielstrebigkeit auf einen Gegenstand zugehen, über den wir nicht einmal Vermutungen anstellen können, und der von uns deshalb auch nicht mit der augenblicklichen Bedeutsamkeit der anderen Dinge, die sich in unserer Umgebung befinden, in Verbindung gebracht werden kann?! Was hätte im Hinblick auf den Belang für unsere Suche, z.B. ein Stehenbleiben, ein Weitergehen, ein Blick nach rechts oder nach links zu sagen? Unsere Bewegungen gewinnen ebensowenig wie die verschiedenen Richtungen, die wir in diesem Raum einschlagen können, eine Bedeutsamkeit, die davon bestimmt wäre, wieviel sie mit dem zu tun habe, was wir hier gerade wollen. Sie drücken dieselbe Neutralität und Indifferenz aus, die wir an unserer Umgebung bemerkt haben. Dabei entspricht der Unverbundenheit und Distinktion jedes einzelnen *Gegenstands*merkmales eine Fragmentierung unseres eigenen *Bewegungs*ablaufes. Solange wir gegenstandslos weitersuchen, wird z.B. jedes Anziehen oder Nachlassen des Tempos nur als sinnblinder Impuls oder als grundlose Bremsung imponieren können, jedes gleichförmige Weitergehen nur als Produkt einer automatisierten Gehmechanik und jedes Innehalten schließlich nur als Abbruch der Bewegung. Die *ausdrucks*mäßige Einheit unseres Leibes kommt nicht zustande, wenn die *situative* Bezogenheit derjenigen Gegenstände sich uns völlig entzieht, auf die unser Verhalten sich richtet.

### Von der Ziellosigkeit zur Ratlosigkeit

Damit sind die Analogien unseres Beispieles zum Verhalten R.s erschöpft. Es gibt uns nur Auskunft darüber, wie unter gegebenen Umständen und bestimmten Einstellungen eine situationsbildende örtliche Orientierung zusammenbrechen kann. R.s situationsbildende Orientierung geht jedoch nicht bloß *unter bestimmten Einstellungen* verloren, die er nach Belieben auch aufgeben könnte. *Ganz gleich was er tut*, immer befindet er sich auf einer solchen ziel- und gegenstandslosen Suche, die sich bei ihm aber nicht auf einen einzelnen Gegenstand oder Ort richtet, sondern ganz allgemein auf etwas, woran er sich halten könnte. Man könnte die Situation, in der R. sich befindet, *bestimmte Unbestimmtheit* nennen, indem man mit Derwort (1959) eine Prägung Müller-Suurs (1954) abwandelt, oder noch präziser, *bestimmte Unbestimmbarkeit*. R. kann nämlich nirgends »dahinterkommen« , was die Dinge um ihn »hier sollen« . So wie er sie zu sehen bekommt, scheinen sie nur noch um ihn herumzustehen und ihm die Auskunft darüber vorzuenthalten, wozu sie hier wirklich dastehen. Jedenfalls haben sie nichts miteinander zu tun. Die Tatsache, daß die Tasse und die Teekanne als

Gedeck auf dem Tisch stehen, gibt R. z.B. keinen Anhalt dafür, daß sie zum Trinken bzw. zum Eingießen da sind. Selbst die absurde Vermutung, beide seien nur zur Betrachtung ausgestellte Porzellanwaren, wird durch den Teeduft nicht hinreichend sicher ausgeschlossen. Ebenso bleibt die unsinnige Möglichkeit offen, es handele sich hier um eine Show des Teehandels, obwohl das Gedeck sich im Arztzimmer befindet, das R. noch dazu bekannt ist. Aus dem Gedeck, dem Teeduft, dem Anblick des Zimmers kann R. eben nicht mit genügender Sicherheit entnehmen, daß es gleich Tee zu trinken geben wird. Er wird den Verdacht nie ganz los, mit dieser Zusammenstellung könne »etwas ganz anderes« beabsichtigt sein. Dieses »andere« kann R. nur vermuten. Es mag die diskrete Andeutung sein, er solle lieber Geschirrverkäufer werden, die er einmal herauszuhören meinte, oder aber die Befürchtung, man versuche ihn hier als Teemannequin zu mißbrauchen. Auch über die Bestimmung des Zimmers, in dem er sich befindet, wird ihm keine Gewißheit zuteil, weder durch den Anblick des Ärztekittels, noch durch den der ärztlichen Instrumente. Es bleibt offen, ob man ihn nicht trotzdem hat kommen lassen, um ihm vertrauliche Mitteilungen, die sein persönliches Leben betreffen, zu machen. Der Anhalte sind zu wenig, die eine größere Intimität ausschließen könnten und die Situation dadurch zum »ärztlichen Gespräch« festlegten. Aber auch wenn sie zahlreich genug sind, scheinen sie für R. nicht zu zählen. R. kann seine Umgebung nicht qualifizieren, er kann sich auf keine Eigenschaft wirklich verlassen, die man ihr zusprechen könnte.

## Die Generalisierung der Scheinhaftigkeit

R. kann also auch auf die größten Selbstverständlichkeiten nicht bauen. Vor allem scheint ihm nicht einzuleuchten, daß es Dinge gibt, die mit ihm und seiner gegenwärtigen Lage nichts zu tun haben sollen. Er hält es z.B. durchaus für möglich, ja für wahrscheinlich, man habe die ärztlichen Instrumente und das Mobiliar hier nur hingestellt, um ihn *glauben zu machen*, er sei in

Freiburg oder in Kenzingen. Selbst das vor Jahrzehnten errichtete botanische Institut, dessen rotes Dach ihm durchs Fenster zuzublicken scheint, kann in den Dienst des Versuches genommen werden, ihn »an der Nase herumzuführen«. Während der Nacht hat man eben »alles umgebaut«, damit er die »Gemeinheit« nicht merke, daß man ihn heimlich »woanders« hingebracht hat. Da seine Umgebung nicht anders aussieht als gestern, kann sie nur ganz raffiniert durch Attrappen und Kulissen nachgeahmt worden sein. Nicht immer steckt übrigens, wie hier, ein bestimmter Zweck hinter den Veränderungen, Verschiebungen und Vertauschungen, die fast ständig in R.s Umgebung vor sich gehen. Oft geschehen sie gar nicht in der Absicht, ihn bloß deshalb irrezuführen, weil man etwas Bestimmtes vor ihm zu verbergen hätte. Auch nur um ihn zu *narren*, um ihn etwas »glauben zu machen« und auf diese Weise »zum Dummkopf zu stempeln«, über den man sich lustig machen kann, spielt man ihm »das Theater vor«. – Zu diesem Theater gehört aber nicht bloß seine Umgebung. Auch seine eigenen Erlebnisvollzüge, z.B. sein Sehen und sein Hören, aber auch seine Gefühle und seine sexuellen Empfindungen kann man ihm so eindringlich »vormachen«, daß er wütend verlangt, man solle doch mit »dem Theater aufhören«. Selbst darüber, ob sein eigener Leib nicht eine Attrappe ist, muß R. ständig nachgrübeln und immer wieder kommt ihm der Verdacht, ob seine eigene Geburt nicht ebenfalls »nur Theater« gewesen sei, das seine »angeblichen Eltern« ihm vorgespielt hätten.

### Sind Selbst- und Weltentwürfe »Leistungen«?

Als nächstes ergibt sich die Frage, was dazu notwendig war, damit die Umgebung R.s, aber auch seine eigene Verfassung sich in der geschilderten Weise verändern konnten. Wie bei der Besprechung des »gegenstandslosen« Suchens des Gesunden, werde ich auch bei R. von einer *Beschreibung* seiner Umgebung und seiner psychischen Verfassung zu einer *phänomenologischen Analyse ihrer Konstitution* übergehen müssen. Das bedeutet aber nicht, daß ich nun anfinge, nach »Wesensbedingungen«, »Daseins«- oder »Weltentwürfen« (BINSWANGER 1957) zu fragen, von denen die Gesamtheit der Erfahrungen R.s bestimmt würde. Eine Analogie zu diesen Begriffen besteht nur darin, daß auch die Welt- und Gegenstandsstrukturen sowie die Strukturen seiner eigenen psychischen Verfassung, auf die wir hier aus sind, die *Grenzen* der Erfahrungen R.s festlegen, diese also *artikulieren*. Diese Strukturen sind aber kein letzter vorgegebener Verstehensgrund, mit dessen »Erhellung« man sich zufrieden geben dürfte, wie die »Weltentwürfe« für die klassische Daseinsanalyse. Vielmehr wird die Strukturierung der Gegenstände und die Strukturierung der eigenen psychischen Verfassung in einem höchst konkreten und realen Vorgang zustande gebracht, dessen »Tiefendimension« – psychologisch, nicht metaphysisch gesprochen – allerdings die der »biologischen Akte« (V. VON WEIZSÄCKER 1968, S. 187) erreicht. Die Analyse dieser Akte kann erst im nächsten Kapitel erfolgen. Deshalb kann ich die Gegenstandsstrukturen der Umgebung R.s, aber auch die Strukturen seiner eigenen psychischen Verfassung, vorläufig nur als »zustandegebracht« oder, in Abhebung von denen des »normalen«, nicht psychotischen Menschen, als »nicht zustandegebracht« *deklarieren*, ohne näher auf die Art und Weise eingehen zu können, *wie* dies geschieht oder versäumt wird. – Das Verständnis meiner Ausführungen wird also durch die Tatsache erschwert werden, daß ich einstweilen gezwungen bleibe, mich einer leistungspsychologischen Ausdrucksweise zu bedienen, so als wenn die »Leistungen« der Strukturierung des biologischen – genauer müßte man sagen, des biologisierenden – Aktes selbst nicht viel anders geartet wären als eine Sinnesleistung oder gar eine Arbeitsleistung, wie z.B. das Nageleinschlagen. Dies ist natürlich nicht der Fall. Das »Können« oder »Nicht-Können«, von dem in der Folge die Rede sein wird, betrifft – solange man vom Wahnsinn verschont bleibt – nichts vorher Gewolltes oder Beabsichtigtes und die Ebene, auf der es sich abspielt, wird dann zumeist gar nicht erlebt. Ich fühle mich aber nicht nur durch die Zwangslage, in der wir uns befinden, berechtigt, diese Worte – »Können« und »Nicht-Können« – zu verwenden, sondern auch deshalb, weil R. selber, allerdings erst im Wahnsinn, der Leistungscharakter der Strukturierung sowohl bezüglich seiner Umgebung als auch bezüglich seiner eigenen psychischen Verfassung plötzlich aufgeht. Es wird allerdings bald sichtbar werden, daß *die* Art von Leistung, auf die R. hier mit dem Wort »Können« anspielt – die Strukturierung seiner Umgebung als Situation und seiner psychischen Verfassung als einer lebendigen Einheit –, letztlich doch nicht hervorbringen kann. Was er »kann«, ist immer nur ein unvollkommener Ersatz dafür. Das leistungspsychologische Vorverständnis der an dieser Stelle gemachten Ausführungen muß also später schrittweise wieder abgebaut werden, so gut es uns zunächst auch zupaß kommt, unseren Untersuchungsgegenstand aus der Begriffswelt metaphysischer, existentieller oder anthropologischer Gegebenheiten herauszuheben.

## Ausgangsposition und Ausgangssituation

Das Aussehen der Umgebung R.s läßt sich, unbeschadet dieser Problematik, jetzt schon formelhaft umreißen. Sie besteht für ihn aus einer indifferent bedeutungserfüllten Distinktion, ja Fragmentiertheit, in der alle zustande gebrachten Verbindungen den Charakter der Scheinbarkeit haben. R. ist also nicht dazu in der Lage, die Dinge, die um ihn herumstehen, so in Beziehung zueinander zu setzen, daß sie alle in bestimmter Weise hier und jetzt miteinander wirklich etwas zu tun haben könnten. Es kann sie nicht zu einer gegebenen Situation festlegen, mit der er sich dann auch auseinandersetzen könnte: sei es, daß er sich in sie einfügt, sei es, daß er sie modifiziert. Dabei handelt es sich aber nicht um ein momentanes Unvermögen, das durch die Ungunst der Verhältnisse oder durch ein plötzliches Versagen seinerseits hervorgerufen wäre. Für R. gewinnen die Beziehungen zwischen den Dingen, die um ihn herumstehen, *niemals* die verbindende Eigenart, die wir jeder Situation zuschreiben. Trotz gründlichster Durchmusterung kann er deshalb auch nicht »dahinterkommen«, was die Art und Weise soll, in der sie sich jetzt gerade zeigen. Die Notwendigkeit, hinter den vordergründigen, scheinhaften Anblick seiner Umgebung zu kommen, die ja zunächst für jeden Menschen besteht, diese Notwendigkeit findet bei R. *kein* Ende in der Aufdeckung der Verhältnisse, wie sie hier wirklich gegeben sind. Eine solche Aufdeckung ist R. ganz und gar unmöglich. Für ihn steckt immer noch etwas ganz anderes dahinter, das hatte sich bei der Betrachtung seines Verhaltens ja deutlich herausgestellt. R. kann von nichts, was die Dinge miteinander zu verbinden scheint, mit Sicherheit ausgehen: deshalb wird er niemals damit fertig, sich in seiner Umgebung zurechtzufinden. Für ihn gilt WITTGENSTEINS Satz: »Es ist schwer, am Anfang anzufangen und nicht versuchen, noch weiter zurückzugehen.« (1984c, S. 471) Er kann sich so auch nach nichts richten und deshalb auch nicht den Standort erkennen, an dem er sich selber im Augenblick befindet. Diese Unfähigkeit bezieht sich nicht primär darauf, seinen Standort als einen definierbaren Punkt innerhalb eines gegebenen Koordinatensystems zu bestimmen, sondern darauf, sich darauf festzulegen, ob dieses Koordinatensystem selber, als solches, als dimensionierendes *Geltungssystem* Wirklichkeit ist oder etwas, was man ihm lediglich vormacht. Deshalb fragt er viel häufiger »was soll denn das hier« als »wo bin ich denn hier«, wenn er sich orientieren möchte. Denn erst, wenn ihm eine Ausgangs*situation* schon gegeben wäre, dann erst könnte er sich auf die Suche nach seinem eigenen Standort, nach seiner eigenen Ausgangs*position* machen. Der Ort, an dem man sich befindet, hat ja nur dann die Eigenschaft einer Ausgangsposition, wenn man sich in seiner Umgebung schon so weit zurechtgefunden hat, daß die Dinge um einen herum in einer bestimmten Weise miteinander zu tun bekommen haben, d.h. wenn sie bereits in eine Situation eingefügt sind. R. aber ist noch darum besorgt, ob sich überhaupt eine Situation bildet. Deshalb findet er an der Zusammenstellung der Gegenstände, die ihn umgeben, auch nichts vor, was er als *sein* Ziel ins Auge fassen könnte.

Die Unfähigkeit, etwas zur Gegebenheit einer Situation festzulegen, bezieht sich bei R. aber nicht nur auf die Gegenstände, die *neu* um ihn herum auftauchen und eine *örtliche* Orientierung notwendig machen. R. ist es auch unmöglich, sich von *längst Bekanntem* abzuwenden. Unausgesetzt muß er sich umsehen, wenn er wissen möchte, was »wirklich los ist«. So wenig wie »Boden unter den Füßen«, bekommt er »den Rücken frei«. *Nichts kann gesichert hinter ihm bleiben.* Nicht nur die Dinge um ihn herum, auch seine eigenen Erinnerung, ja seine eigene Geburt und familiäre Herkunft können sich plötzlich als etwas ganz anderes enthüllen. R. kann das Geschehene nicht in einen geschichtlichen Ablauf einfügen, er kann es nicht zur Vergangenheit machen, wo es seinen festen Platz einnähme. Deshalb bleibt auch seine *zeitliche und persönliche* Orientierung vage: auch hier ist er »vor Betrug nicht sicher«. Auch seine Vergangenheit kann ihm entrissen oder gar »gestohlen« werden, ebenso wie sein Sehen, sein Hören, wie seine Gefühle. Davor muß er ständig »auf der Hut bleiben«. R. klagt manchmal sogar darüber, daß nicht einmal die Funktion seiner inneren Organe ohne ihn abliefe, ohne daß er sie »in Gang« oder zumindest »unter Kontrolle« hielte, ganz ähnlich wie wir es z.B. auch von anderen Kranken hören, die sich »für jedes Rädchen, das sich auf der Erde dreht« verantwortlich fühlen. Es gibt für R. nichts an den Dingen, aber auch nichts an sich selber, an seinem eigenen Tun und Erleiden, was ihn dazu bewegen könnte, sich einer Sache *einfach so zu überlassen, wie sie sich gibt.* Alles, was R. gegenübertritt, ist einer solchen bergenden *Vertrautheit*, auf die man sich verlassen kann, gänzlich entkleidet. Damit ist nicht etwa bloß gemeint, R. sei ein besonders mißtrauischer Mensch, der es nicht fertig brächte, einer Sache voll zu vertrauen oder gar ihr sich blind zu überliefern. Darüber hinaus haben für ihn alle Dinge auch jenes Maß an Vertrautheit eingebüßt, das selbst die fremdesten und verdächtigsten für uns immer noch besitzen. Es kann R. noch gar nicht darum gehen, sich mit ihnen bekannt zu machen, ihre noch verborgenen Eigenschaften zu erkennen, die den gegenwärtigen Anblick eines Dinges dann bloß anders gliedern, akzentuieren und mit Bedeutung erfüllen würden. Der *Anblick*, den die Dinge bieten, hat nämlich mit *ihnen selbst* gar nichts zu schaffen, er ist bloß vorgeblich, weil sich hinter ihm immer etwas ganz anderes versteckt, ganz gleich, ob es sich nun um fremde Dinge handelt oder um bekannte. Er ist gar nicht mehr *ihr* eigener Anblick. Deshalb muß R. alles entlarven, was ihm entgegentritt, deshalb ist ihm alles gleichermaßen verdächtig. Dieser Entlarvung bleibt jedoch der Erfolg versagt. R. bringt es trotz der Fülle seiner Vermutungen niemals fertig, dahinterzukommen, was die Dinge um ihn herum »in Wirklichkeit sollen« und kann sich deshalb keiner der Art und Weisen überlassen, in der sie im Augenblick miteinander in Verbindung zu stehen scheinen. Jeder ihrer Anblicke ist nur Larve, Maske, Kulisse, Attrappe, jeder entspringt einer undurchschaubaren Absicht, die »dahintersteckt« und dahinter bleibt. R. wird nichts an den Dingen zugänglich, wovon er diese »dahinterstehende« Bedeutung nicht mehr zu bestimmen, zu enthüllen, zu entlarven brauchte, weil sie nun klar, über allen Zweifel erhaben wäre. Er ist gar nicht in der Lage, sich eine Situation vertraut zu machen, ganz gleich, wieviel »Hüllen« vor ihm fallen. – Dabei erwachsen seine ständigen Entlarvungsversuche beileibe keinem freien Willensentschluß. R. wird vielmehr von allen Gegenständen und Sachverhalten ohne sein eigenes Zutun in eine innere Bewegung versetzt, die auf diese Gegenstände und Sachverhalte gerichtet ist und ihn drängt, auf sie einzugehen, sie zu überprüfen: er wird von ihnen unausgesetzt *affiziert*. Nichts läßt ihn »in Ruhe«, deshalb kann er selber nichts beiseite lassen und seine Aufmerksamkeit auch nicht dem zuwenden, womit er selbst sich jetzt gerade befassen möchte. Auch die größten Selbstverständlichkeiten, wie seine Organfunktionen, wie seine Geburt, wie längst vergangene Ereignisse, haben noch etwas Bestimmtes mit ihm vor, sie fordern seine überprüfende oder gegebenenfalls auch übernehmende Stellungnahme heraus. Für R. gibt es nichts, was einfach »da« wäre und sonst nichts soll, nichts was weder seine Aufmerksamkeit beansprucht noch sein handelndes Eingreifen, nichts was einfach so bleiben kann, wie es ist. Je weniger eigene, verläßliche Bestimmungen eine Situation selbst enthüllt, desto mehr von ihnen muß R. selber aufdecken, desto mehr an ihr geht ihn an. Und darüber hinaus: Da der Situation, die R. antrifft, nicht nur jede eigene verläßliche Bestimmung fehlt, sondern überhaupt ihre Bestimmbarkeit, muß er sich nicht bloß mit allen ihren einzelnen Merkmalen beschäftigen, sondern auch mit dem Charakter der Unbestimmbarkeit selber, die jedem einzelnen von diesen anhaftet. Es gibt nichts an einer Situation, was R. nichts anzugehen braucht.

### Das Zutrauen von Vorfindlichkeit, Eigenständigkeit und Empfänglichkeit

Da dieser Untersuchungsansatz aber das Fehlen einer bestimmen verläßlichen Beziehung zwischen den Dingen selber nicht einfach als Defekt hinnehmen kann, sondern es vielmehr als *nicht geleistet* ansehen muß, taucht nun die Frage auf, was hier von R. *versäumt* worden ist. Es handelt sich bei diesem Versäumnis offenbar um einen eigenartigen und schwer faßbaren Sachverhalt; auf der Hand liegt dabei, daß er sich auf keine konkrete Handlung beziehen kann. Es handelt sich aber auch nicht um einen vorbereitenden Entwurf, um die Vielfalt des Vorgefundenen *begrifflich* zu artikulieren, einen Entwurf, der bestimmte Arten von Handlungen nahelegen würde: indem er z.B. Hölzer, Steine, Sand etc. zu Grundstoffen für einen Hausbau, oder aber Lichtverhältnisse, Bauweisen, landschaftliche Gruppierungen zu Orientierungshinweisen deklarieren würde. Und schließlich ist es auch nicht die Herstellung einer bestimmten konventionellen Ordnung nach einem schon vorgegebenen Schema. Ein solches »kategoriales« Verhalten ist R. durchaus noch möglich, und es kann auch davon nicht die Rede sein, daß er derartige Entwürfe nicht festhalten, oder umgekehrt, zwischen ihnen nicht wechseln könnte. Sie hängen für ihn allerdings in der Luft und ergeben sich nicht aus der Situation selber, genauer gesagt, sie verfehlen diese jedesmal und bleiben deshalb in einer willkürlich anmutenden Beliebigkeit. Dies liegt daran, daß R. unfähig ist, zu einer Ebene durchzudringen, in der *die Dinge sich so geben, wie sie selber sind*. Erst dieser Ebene könnte er sich überlassen, nur sie könnte den Boden seines weiteren Verhaltens, Ausgangspunkt, Thema und Gegenstand seiner künftigen Unternehmungen bilden. Daß es eine solche ihm zugängliche Ebene gibt, der er sich ohne ständige Nachprüfung überlassen könnte, das traut R. seiner Umgebung offenbar nicht zu. R. traut seiner Umgebung keine *Begegnungs*ebene zu, um die er sich nicht ständig selber zu kümmern brauchte, die sich selber überlassen bleiben könnte, auch und gerade wenn man auf ihr aufbaut. Ist eine solche Ebene, ein solcher von uns unabhängiger Grund des Verhaltens aber nicht etwas Vorfindliches – also ein »apriorisches Perfekt« im Sinne HEIDEGGERS (1927, S. 85) – oder aber hat die Frage Sinn, was geleistet werden muß, damit sie zustande kommen? Ich vertrete die Auffassung, daß nicht nur alles Vorfindliche im einzelnen, sondern auch der *Charakter der Vorfindlichkeit selbst* in einer phänomenologischen Analyse als geleistet, als konstituiert verstanden werden muß, und versuche einfach eine Begründung: indem ich aufführe, was R. seiner Umgebung alles zutrauen müßte, damit die Dinge sich so geben können, wie sie sind, damit man sich ihnen also überlassen kann.

Die erste und wesentlichste Bedingung dafür war schon beschrieben, wenn auch begrifflich noch nicht bestimmt worden. Die Dinge, die sich R. zeigen, die ihm durch ihr Aussehen zugänglich werden, müßten dazu eine *Eigenständigkeit* besitzen, die in diesem Aussehen selbst enthalten ist. Ihr Aussehen, die Art und Weise, in der sie sich zeigen, dürfte nicht bloß aus Aspekten bestehen, die von R. selber oder von anderen so in sie hineingesehen worden sind, daß sie jederzeit widerstandslos durch andere ersetzt werden können. Ihr Aussehen müßte eine gewisse Konstanz und Stabilität enthalten, die von solchen, von außen kommenden Einflüssen und Einwirkungen irgendwo auch unabhängig ist. Das ist mit dem Wort »Eigenständigkeit« hier gemeint. R. selbst fehlt, wie gezeigt worden war, eine solche Eigenständigkeit, und er traut sie seiner Umgebung auch nicht zu. Gleichwohl gibt es sie auch für ihn »irgendwo«. Es ist also keineswegs so, daß R. nirgends eine Eigenständigkeit zuließe. Wir wissen ja, daß irgendwelche ihm gänzlich unzugängliche Mächte unaufhörlich ihr Spiel mit ihm und mit seiner Umgebung treiben, auf das er selber keinerlei Einfluß hat. Sie verfügen über die »Eigenständigkeit«, die ihm und seiner Umgebung fehlt. Die Eigenständigkeit, die von R. nicht zugelassen, nicht *zugetraut* wird, bezieht sich also lediglich auf die *ihm zugängliche* Umgebung: das heißt auf seine Umgebung, *soweit sie sich ihm zeigt*, soweit sie sich in der Reichweite seiner Sinne, seiner Leiblichkeit und seines Erinnerungsvermögens befindet. Sie bezieht sich auf das *Aussehen* seiner Umgebung im weitesten Sinne dieses Wortes. Seiner Umgebung, soweit und wie sie sich *zeigt*, traut R. keine Eigenständigkeit zu. Deshalb kann sie niemals von selbst eine Bestimmtheit gewinnen, nach der er sich richten und der er sich überlassen könnte.

Mit dieser Bestimmung besitzen wir einen Schlüssel, der zwar noch nicht ausreicht, uns einen Zugang zum *gesamten Verhalten* R.s zu eröffnen, es uns jedoch erlaubt, seine *Orientierungslosigkeit* in Grundzügen zu interpretieren. Diese beruht letzten Endes auf der Tatsache, daß R. den Dingen seiner Umgebung, so, wie er sie zu sehen bekommt und wie sie ihm zugänglich sind, keine *Eigenständigkeit zutraut*, daß er es ihnen und sich selbst nicht zutraut, sich selbst zu zeigen, selbst in Erscheinung zu treten. Neu auftauchende Gegenstände haben für R. mit früher gesehenen nichts zu tun und zwar deshalb, weil R. das Altbekannte und das Neue an ihnen nicht auf sie selbst beziehen kann. Die *fremden* eröffnen dem Kennenlernen keinen Zugangsweg durch Merkmale, die R. von woanders her schon vertraut wären, und die *bekannten* können ihm auch durch ihre inzwischen dazugewonnenen Aspekte nicht auf eine neue Weise wiederbegegnen. Denn die Fremdheit oder Bekanntheit der Gegenstände selbst, in Abhebung von ihren einzelnen Merkmalen, geht R. gar nicht auf. Dazu müßte er ihnen ja ein eigenständiges Aussehen zugetraut haben, das fremde und bekannte Aspekte in einer einzigartigen Weise verbinden könnte. Dergleichen läßt R. in seiner Umgebung aber gerade *grundsätzlich* nicht zu. Für Identität oder Verschiedenheit scheinbar signifikante Ähnlichkeitsgrade des Aussehens, die sich bei der vergleichenden Betrachtung der Dinge herstellen, können deshalb *immer nur vorgeblich* sein, sofern dieses Aussehen von den Dingen als *ihr eigenes* hingestellt wird, oder als das eigene Aussehen von *irgendjemand* Sicht- und Greifbaren überhaupt. »Aussehen« muß dabei in einem so weiten Bedeutungsumkreis verstanden werden, daß es auch den »Stempel« oder die »Handschrift«, die »Spur« mit umfaßt, die von einer Individualität gleich welcher Art einer Landschaft, einem Werk, oder gar einer Gruppe von Menschen aufgeprägt werden kann. Für R. gibt es so etwas wie »eigenes Aussehen« überhaupt nicht, es ist ihm völlig unausdenkbar, daß irgendjemand sich selber so zeigen kann, wie er im Augenblick ist, und sei es auch nur durch die Spuren, die die eigenen Handlungen hinterlassen. Selbst wenn R. durch begriffliche Klassifizierung nach einem kategorialen Schema z.B. zur Vermutung käme, dasselbe Haus und denselben Garten gestern schon einmal gesehen zu haben, weil alle entscheidenden Einzelheiten genau so aussehen wie am Vortag, selbst dann gälte diese Bestimmung der Identität nur in den Grenzen der Scheinbarkeit, hinter der sich immer noch etwas anderes verbergen muß. Auch die höchsten Ähnlichkeitsgrade gewinnen für ihn keine Signifikanz. Entsprechend verhält es sich mit den Bestimmungen der Verschiedenheit zweier Dinge, die ich hier nicht in extenso abhandeln will: wenn z.B. eine graue Katze im genannten Haus anstelle der schwarzen getreten ist. Auch diese scheinbare Verschiedenheit kann eine Täuschung sein, um zu verbergen, daß es sich um dasselbe Tier handelt. Ob es sich nun um die Selbigkeit oder um die Verschiedenheit von Sachen handelt, deren R. ansichtig wird, niemals kann ihr Auftreten nur dem Zwecke dienen, sie selbst so sehen zu lassen, wie sie im Augenblick sind, niemals nur dazu, *sich selbst zu zeigen*. Auch dort, wo dies einmal zu geschehen scheint, steckt für R. ein anderer Zweck noch dahinter. Damit läßt sich das eigenständige Aussehen, das R. seiner Umgebung vorenthält, als ihr *eigener Ausdruck* noch näher bestimmen. Als Ausdruck bezeichne ich ja ein solches Aussehen einer Sache, das von ihr selber nur zu dem »Zwecke« hervorgebracht wird, sie so sehen zu lassen, wie sie im Augenblick selber ist. – Es bedarf wohl kaum einer Erwähnung, daß R. sich in einer Umgebung niemals wird zurechtfinden können, der er ein eigenständiges Aussehen und damit Ausdruckscharakter gar nicht zuerkennt. Er wird nicht einmal ein einigermaßen sicheres Fremdheits- oder Bekanntheitsgefühl gewinnen können, und wo ein solches dennoch auftritt, wird es für ihn, wie alles andere, den *Charakter der Scheinbarkeit* haben. Deshalb muß R. sehr häufig – z.B. bei den Bildgeschichten-Tests bei der psychiatrischen Leistungsprüfung – auf die Selbigkeit oder Verschiedenheit einer Sache erst gebracht werden, denn seine dahingehenden Erinnerungen kommen trotz intakten Gedächtnisses meist nicht von selber. Aus demselben Grunde sind aber auch Personenverkennungen bei ihm so häufig – und zwar auch von Bekannten als Unbekannten (Pauleikhof 1954) oder von Bekannten als anderen Bekannten, die man hier besser als Identitätsverschiebungen bezeichnen sollte. Wenn man R. korrigiert, so kommt bei ihm aber zumeist auch keine schlagartige Evidenz zustande, wie bei uns, wenn es uns glückt, für einzelne Sachverhalte eine sie umfassende allgemeine Regel, oder für einzelne Merkmale den dazugehörigen gemeinsamen Gegenstand zu finden. Bei R. kommt eine ausdrucksmäßige Evidenz von Zusammenhängen, von Synthesen nicht zustande, die sich ihm so einprägte, daß er es sich ersparen könnte, die aufgefaßten Merkmale oder Sachverhalte *einzeln* im Gedächtnis zu behalten: sein Gedächtnis wird deshalb von »ausdruckslosen« Bruchstücken überschwemmt, von denen nur ein solches Geschehen angezeigt werden kann, das außerhalb ihrer selbst liegt und mit ihrem Aussehen, mit ihrer momentanen Ausprägung gar nichts zu tun hat. – Nun stellt aber die Fähigkeit, einer Umgebung ihre Gleichartigkeiten oder Verschiedenheiten auch ansehen zu können, die Grundlage für jede Orientierungsleistung dar. Dazu müßte man aber anerkannt haben, daß es signifikante Ähnlichkeits- bzw. Verschiedenheitsgrade überhaupt geben kann. Wem, wie R., sogar in der Erinnerung jeder Bezugspunkt dafür fehlt, womit dem das augenblickliche Aussehen einer Sache in Verbindung gebracht werden kann, der wird nicht einmal damit anfangen können, sich in seiner Umgebung zurechtzufinden. Er wird zwar lernen können, sich in ihr innerhalb von Grenzen zu bewegen, die nach willkürlichen und ihn nichts angehenden Voraussetzungen gezogen sind, und insofern könnte man zwar davon sprechen, daß er sie »kennen*lernen*« kann.

Aber ein solches Fertigbringen einer kategorialen Ordnung von Merkmalen, die sich wahrscheinlich auch konditionieren läßt, hat mit Vertrautheit noch nichts zu tun. R. kann sich in den Dingen bestenfalls *auskennen*, sie sich aber *nicht vertraut machen*, ihm können Selbstverständlichkeiten und Gewohnheiten zwar unterlaufen, er kann sie sich aber nicht *aneignen* als Eigenheiten seiner eigenen Person. Er kann es sich z.B. nur bewußt aufgeben, auf ein und dieselbe Sache nicht jedesmal besonders zu achten, oder vielleicht sich auch daran gewöhnen, sie beiseite zu lassen, vermag es aber nicht, die Tatsache einfach hinzunehmen, daß eine Sache auch wirklich so sein kann, wie sie sich selber zeigt. Von den Dingen selber, die sich R. zeigen, geht nämlich kein Impuls aus, der ihn *auffordern*, der ihn *einladen* würde, sich ihrer *Eigenständigkeit* irgendwo auch *zu überlassen*: einer Eigenständigkeit, die ganz ohne sein Zutun auch für ihn »da« und ihm schon durch ihr Aussehen zugänglich wäre. Die Dinge, die sich R. zeigen, besitzen eine solche – empfängliche – *Rezipität* gar nicht. Daß man sich auf sie einläßt, kann nur eine »ungeheuere Verantwortungslosigkeit« sein und niemals ein Akt des Vertrauens, da diesem der Gegenstand fehlt. Schon die Nichtbeachtung einer möglichen Gegebenheitsweise von Sachen, ohne die ein Umgang mit ihnen gar nicht möglich wäre, stellt eine solche »Verantwortungslosigkeit« dar: das geht bis zu »jeder Bewegung, jedem Atemzug, jedem Pulsschlag«, ja bis zur Tatsache, »daß wir überhaupt leben«. Auch R. begeht ständig solche »Verantwortungslosigkeiten«, und er hat es ihnen zu verdanken, wenn er es von Zeit zu Zeit doch fertigbringt, sich »richtig« zurechtzufinden. Die faktische Orientierungsleistung ist ihm zu *keinem Zeitpunkt* einfach *unmöglich* geworden, sie ist nur nicht mehr durch die Rezipität seiner Umgebung *verantwortet*, und damit aus der Sphäre des *Wollens, Sollens* und *Dürfens* in die Beliebigkeit eines leeren *So- und auch Anders*

*Könnens* verwiesen, der eine ihr entsprechende *Unerbittlichkeit des Müssens* beziehungslos gegenübersteht. Vor diesem Müssen kann R. – zu Beginn der Psychose – durchaus noch »die Augen verschließen«, wenngleich es ihn später, in ihrem weiteren Verlauf, gnadenlos einholt. Es besteht darin, daß *alles* am Aussehen seiner Umgebung ihn *angeht*, ihn *affiziert*, ohne ihm dabei die Mittel in die Hand zu geben, in irgendeiner Weise darauf einzugehen. Dieser Affektation durch das Aussehen seiner Umgebung kann R. nicht entrinnen, auch wenn sie ihn nicht gleich unmittelbar zum Handeln zwingt, ja im Gegenteil, jedes eigene, verantwortliche Handeln sogar unmöglich macht. Die Fähigkeit einer Umgebung, durch ihr Aussehen auf jemanden einzuwirken, wird für R. nicht durch eine *rezipierende Eigenständigkeit* begrenzt, die es erlaubte, sich ihr irgendwo auch zu überlassen, wie dies bei uns auch in der fremdesten und verdächtigsten Umgebung noch der Fall ist. Seine Umgebung besteht lediglich aus an ihn adressierten Affektationen. Das gilt selbst noch dafür, ob er hier überhaupt »auf der Welt« ist. Damit sich aber eine Situation ergäbe, müßte sich eine rezipierende, empfängliche Eigenständigkeit hinter die Affizierbarkeit durch seine Umgebung stellen. Von ihr müßten die Affektationen »verantwortet« und begrenzt werden, die sie ihn erleiden läßt, wenn sie ihn nicht nur zu etwas veranlassen, sondern auch zu etwas *auffordern* und *einladen* sollen, nämlich zu einem eigenen, selbstverantworteten Verhalten jemandem gegenüber. Nur wenn R. ein solches Verhalten »jemandem gegenüber« möglich wäre, könnte er vom Aussehen seiner Umgebung auch »persönlich« betroffen werden, von dem er unaufhörlich – und aus allen Richtungen gleichzeitig – affiziert wird. Was uns an einer Affektion, die wir erleiden, persönlich betroffen macht, ist ja gerade die in ihr enthaltene Aufforderung zu einem eigenen, selbstverantworteten, aber auch in seiner Tragweite begrenzten Handeln, das, wenigstens im Prinzip, uns auch möglich erscheinen muß. – R. hätte dem Aussehen seiner Umgebung also Eigenständigkeit, einen eigenen Ausdruck zutrauen müssen, damit ihre Affektationen auch die *Rezipität* enthielten, die ihn selbst »persönlich« betreffen könnte, so daß er dann selbst, eigenverantwortlich, im eigenen Namen handeln kann.

Wie wenig dies der Fall ist, zeigt sich in der unpersönlichen – genauer gesagt, entpersönlichten – Art der Emotionen, mit denen R. sogar die Quälereien beantwortet, die ihm durch die »unverantwortliche« Affektität seiner Umgebung pausenlos zugefügt werden. Aber auch an R.s Orientierungsversuchen zeigt sich, daß es ohne Rezipität keine einzige Affektion gäbe, die uns persönlich betreffen würde. Wie R. müßten wir ständig auf der Suche nach etwas sein, was uns »wirklich«, »im Grunde« betrifft, und könnten unsere Aufmerksamkeit nicht ungeteilt den Merkmalen zuwenden, die uns vom affektionierenden Gegenstand gerade jetzt und gerade in der gegenwärtigen Situation in einem für ihn und sie charakteristischen Muster dargeboten werden. Wir könnten dann so etwas wie eine »abgeschattete« Hierarchie der Wichtigkeit von Bedeutungen an den Gegenständen unserer Umgebung nicht »verantwortlich« wahrnehmen, und zwar weil hinter ihr keine rezipierende Eigenständigkeit stünde. Von uns aus »verantwortlich« eine solche Bedeutungshierarchie in den Gegenständen unserer Umgebung wahrzunehmen und auf sie einzugehen, könnte dann auch nicht das Verhalten sein, zu dem wir in der Betroffenheit durch ihr Aussehen aufgefordert würden. Unser Verhalten würde vielmehr beliebig und willkürlich wirken, weil es nicht von der rezipierenden Eigenständigkeit einer Situation her ausgerichtet wäre, und auf diese sich seinerseits nicht richten könnte.

Wenn R. also klagt, wie »anstrengend« es sei, sich zurechtzufinden, so rührt diese Anstrengung daher, daß er einerseits vom Anblick seiner Umgebung nicht betroffen werden kann, und ihn auf der Suche nach »Betroffenheit« ständig aus den Augen verliert, andererseits ihm aber gleichzeitig auch dieser Anblick selber verdächtig wird, weil ihm sogar jenes Mindestmaß an Rezipität fehlt, das ihm erlauben würde, ihn als einen momentanen, flüchtigen Aspekt einer eigenständigen Sache noch gelten zu lassen. Für uns gehört auch der flüchtigste Aspekt einer Sache zu ihr selbst, und das gilt sogar noch für ihre einmaligen und einzigartigen Beleuchtungen. Sogar die Möglichkeit, daß wir uns bei einem Anblick über die Sache völlig irren können oder uns gar von ihr täuschen lassen, sogar diese

Möglichkeit gehört für uns noch zu ihrer rezipierenden Eigenständigkeit; auch Verkleidung ist noch eine Weise, durch die hindurch sich uns etwas *zu erkennen geben* kann. R. hingegen ist nicht einmal in der Lage, sich selbst über den Anblick einer Sache zu täuschen, Irrtum und Täuschung enthalten ebenso wie Wahrheit und Erkenntnis keine Spuren eines eigenen Verhaltens mehr, sondern können nur noch mit ihm angestellt werden. Weil es nicht einmal »wirkliche« Irrtümer seinerseits mehr geben kann, deshalb weiß R. »immer schon alles was geschieht« (Wulff 1992). Diese absolute Gewißheit betrifft dabei allerdings nur die einzige verläßliche Tatsache: daß nämlich alles »Verstellung« ist, was durch sein Aussehen vorgibt, in irgendeiner Weise sich selbst zu zeigen: Verstellung und Täuschung, die mit R. angestellt wird. Hinter diese Verstellung meint R. kommen zu müssen, »koste es was es wolle«, selbst wenn ihn dies die Möglichkeit kostet, daß es Anblicke, die den Sinnen zugänglich sind, und damit Leiblichkeit überhaupt gibt.

### Der Einbruch der Jenseitigkeit

Jetzt läßt sich auch präziser sagen, warum R. Schwierigkeiten hat, sich zurechtzufinden. Diese Schwierigkeiten betreffen primär nicht die faktische Orientierungsleistung im Hinblick auf ein »richtiges« oder »falsches« *Ergebnis*. Die einzelnen »Funktionen«, aus denen sich die Orientierungsleistung zusammensetzt, bleiben unbeeinträchtigt. Aber die Art und Weise, wie sie abläuft, ist von Grund auf verändert. Sie drückt kein eigenes, verantwortliches Verhalten aus, sondern wirkt beliebig und willkürlich: als wenn sie die Impulse verloren hätte, die ihr eine innere Notwendigkeit gäben, eine Notwendigkeit, die sich daraus herleitet, daß zu einer Situation ein eigenes Aussehen gehört, auf das die Orientierung sich richten kann. R.s Orientierung hat gewissermaßen ihren Gegenstand verloren, der seiner *Umgebung* einen eigenständigen Ausdruck gegeben, und R.s *Orientierungsleistung* zu einem eigenen, »verantwortlichen« Verhalten *jemandem gegenüber* gemacht hätte. Wir hatten gesehen, daß dieser »Gegenstand« die *Eigenständigkeit der Situation* war, die Tatsache, daß es etwas an ihr gibt, was sich im Wechsel ihrer Aspekte konstant erhält und durch diese zugänglich bleibt. Diese Tatsache erst kann es sinnvoll machen, daß wir uns dann selber auf etwas *innerhalb dieser Situation* richten, erst sie macht aus unserer Orientierungsleistung ein eigenes Verhalten, das einen Gegenstand hat, um den es uns gehen kann, zu dem wir gelangen, den wir aber auch verfehlen können. Sie fordert uns dazu auf und lädt uns dazu ein, uns einem Anblick schließlich auch zu überlassen, und gibt uns damit erst den Ausgangspunkt für unsere weitere Suche. Diese Einladung, die uns in Aussicht stellt, uns einem Anblick schließlich auch überlassen zu können, hatte ich als »Rezipität« bezeichnet und gezeigt, daß sie in der Eigenständigkeit der Situation begründet liegt. Eine solche Eigenständigkeit traut nun R. seiner Umgebung nicht zu. Die Dinge seiner Umgebung enthalten deshalb keine Rezipität. Es geht keine Aufforderung, keine Einladung von ihnen aus, sich einem ihrer Anblicke irgendwann zu überlassen. Die Anblicke, die sich R. bieten, haben mit dem, wodurch sie »wirklich« herbeigeführt worden sind, gar nichts zu tun. Dieses letztere zeigt sich in ihnen nicht und kommt in ihnen nicht zum Ausdruck. Es zeigt sich selbst *überhaupt nicht in Anblicken*, sondern bringt nur solche hervor, in denen es selbst *gerade nicht gegenwärtig* ist. Alle Anblicke drücken nur seine *Abwesenheit* in ihnen aus: seine Unzugänglichkeit für jede Art der Erfahrung, die mit Leiblichkeit und somit auch mit raumzeitlichen Verhältnissen etwas zu tun hätte. Was sie anschaulich sehen lassen, kann deshalb nur *vorgeblich* sein: Verstellung, Theater, Kulisse, Maske, Larve, Attrappe. Auch noch so hohe Ähnlichkeitsgrade des Aussehens gewinnen für R. keine Signifikanz. Er kann sich nicht einmal auf die scheinbaren Selbigkeiten oder Verschiedenheiten verlassen, die ihm in seiner Umgebung entgegentreten. Er kann nur so tun, *als ob* es sie gäbe. Jede fertiggebrachte Orientierung ist für ihn deshalb »unverantwortlich«, ja schon jeder Versuch, überhaupt eine Richtung einzuschlagen. R. kann nicht einmal wissen »wo hinten und vorne ist«. Weil es so etwas wie eigenständiges Aussehen für R. überhaupt nicht gibt, deshalb sind

auch die Richtungen im Raum, vor allem in der horizontalen Raumebene, *nur scheinbar* etwas, wonach man sich richten kann, sie können von R. eben deshalb nicht inkarniert werden und bleiben so ohne Bezug auf die physiognomische Konfiguration seines Leibes. Diese kann ein »vorne« und »hinten« nicht mehr ausdrücken und gewinnt deshalb die scheinbare radiäre Physiognomie, die wir zu Anfang des Kapitels vermerkt hatten.
Im ganzen kann man also sagen, daß die gesamte Orientierungsleistung R.s, von ihren ersten richtungsgebenden Ansätzen an, einen »Als-ob-Charakter« angenommen hat. Sie enthält keine eigenständige Notwendigkeit mehr und hat deshalb die Unmittelbarkeit des Ausdrucks ebenso verloren wie die Umgebung, auf die sie sich richtet. Auch seine Umgebung zeigt nicht mehr, »was wirklich in ihr geschieht«. Ihr Aussehen entspricht aber durchaus R.s Realität, nämlich der willkürlichen Beliebigkeit und Nachträglichkeit, der Neutralität und Indifferenz, in der nichts *sich selber* ursprünglich und unmittelbar zeigen kann. So ist R. auch an keinem einzigen Aspekt, unter dem seine Umgebung sich zeigt, wirklich beteiligt. Man kann dabei aber nicht einfach sagen, daß R.s Orientierungsleistung deshalb »affektlahm« ausfiele. Die affektiven Reaktionen, die R. dabei zeigt, gewinnen nur nicht den Ausdruck, *seine eigenen* zu sein, sein *eigenes* Eingehen auf die Situation selbst unmittelbar sehen zu lassen, so daß man eher von einer »affektiven Abspaltung« sprechen sollte als von »Affektlahmheit« oder »inadäquatem Affekt«.

Das gleiche gilt für R.s Ausdrucksverhalten. Die genauere Betrachtung von R.s Orientierungsversuchen zwingt nämlich dazu, »Ausdruck« jetzt in einem weiteren Sinne zu verstehen, als es bisher in diesem Kapitel geschehen war. Die »ausdruckslose« Unlebendigkeit, die Neutralität und Indifferenz von R.s Umgebung, mit der dazugehörigen bedeutungserfüllten, aber bezugslosen Distinktion ihrer einzelnen Merkmale hat nämlich durchaus ihre eigene, prägnante Eingängigkeit, die wir unmittelbar auffassen und deren »Gehalt« sich in R.s Verhalten wiederfindet: in der »mechanisch« und »unorganisch« anmutenden Automatie seiner Handlungen, und in der brüsken Abgerissenheit seiner Motorik. Nicht der Ausdruck schlechthin fehlt hier, sondern seine »Koordination« mit der Eigenständigkeit einer Sache, einer Situation, einer Handlung, oder eines Bewegungsablaufes kommt nicht zustande: »koordiniert« ist dieser Ausdruck aber gerade mit der unpersönlichen, unorganischen und unanschaulichen Realität, in der R. lebt, und mit seiner eigenen unbiographischen, unleiblichen und ungeschichtlichen Lebensweise, die beide jede Eigenständigkeit vermissen lassen. Man kann diese Form des Ausdrucks nämlich durchaus auch positiv als »jenseitig« beschreiben, wenn man damit nur meint, daß er etwas »sehen« läßt, was sich in der leiblich sinnlichen Erfassung grundsätzlich *nicht selbst zeigen, sondern dort nur Zeichen geben kann*. Es muß hier aber noch einmal darauf hingewiesen werden, daß diese Zeichen nichts verkörpern, daß sie nichts sehen lassen, das nicht in ihnen selbst, d.h. im bloßen Akt ihres Zeigens schon gegenwärtig ist, nichts, was man *durch sie hindurch zu fassen* bekäme: es führt kein Weg von diesen Zeichen zu dem, was sich in ihnen ankündigt. Sie bestehen lediglich in dieser *Ankündigung selbst*, die sich jeder präzisierenden Annäherung durch schrittweises Kennenlernen entzieht. Was solche Zeichen zu erkennen geben, tun sie von sich aus, R. selber kann nichts dazu tun. Sie können diese »absolute« Erkenntnis auch gleich darauf wieder entziehen. Weil jede Annäherung unmöglich ist, kann R. auch von »Fernzeichen« sprechen: sie kommen aus einer Ferne, die jenseits aller eigenen Verhaltensmöglichkeiten ihnen gegenüber liegt. Als einen Versuch, wieder in unmittelbare Berührung mit dieser Realität zu kommen, die für solche Kranke ja die einzig gültige ist, muß man auch ihre Bemühungen ansehen, für sich selbst in diesem »Jenseits« einen geeigneten Aufenthaltsort zu suchen, an dem sie sich dann auch zurechtfinden können. R. ist einer solchen Versuchung allerdings nicht erlegen. Die beiden Orientierungsebenen – die jenseitige, die ihm unzugänglich bleibt, und die diesseitige, die im wörtlichen Sinne zu nichts führt – müssen deshalb in einen ständigen Widerstreit geraten, in dem R. immer tiefer verstrickt wird. Seine Ratlosigkeit und sein immer häufigeres Steckenbleiben, beides Phänomene, die wir zu Anfang dieses Kapitels ausführlich geschildert hatten, sind also durch den vergeblichen Versuch einer Synthese hervorgerufen, den R. erst im weiteren Krankheitsverlauf, und da auch nicht vollständig, aufgibt.

# Kapitel 7

## Lebensäußerung

### Der Verlust von Lebendigkeit als Entzug von »Gewesenheit«

Wie bereits angekündigt, sollen in diesem Kapitel R.s Lebensäußerungen besprochen werden. Eine solche Etikettierung könnte den Eindruck erwecken, nach der Analyse von *einzelnen* Verhaltensweisen sollten jetzt sämtliche Äußerungsformen R.s auf einen gemeinsamen Nenner gebracht werden. Weder das ist mit »Lebensäußerung« gemeint, noch so etwas wie Lebensgestaltung, Lebensart oder gar Lebensstil. Im vergangenen Kapitel war schon gezeigt worden, daß R. es in seiner Krankheit gar nicht fertigbringt, einen eigenen, persönlichen Lebensstil zu entwickeln, oder auch nur, den Stil einer größeren Gemeinschaft sich aufprägen zu lassen: ihn mit zu verkörpern und mit auszudrücken.

*Der Sachbereich, den wir mit »Lebensäußerung« überschreiben, hat vielmehr enge Beziehungen mit dem Phänomen, das von MINKOWSKI (1954) in Anlehnung an BERGSON (1945) »contact vital avec la realite« genannt worden ist. Ich will aber hier weder diese Gruppe von Phänomenen noch ihre Defizienz nur beschreiben; dies ist schon vielfach und ausgiebig geschehen. Es geht mir vielmehr darum, sowohl ihre konstituierende Bedeutung für offensichtlichere Phänomene wie unsere Wahrnehmungen und Handlungen zu erfassen, als auch darum, zu verstehen, wie sie selber konstituiert werden.*

Deutlich geworden war, daß der Lebensäußerung R.s nämlich noch etwas ganz anderes und Schwerwiegenderes verlorengegangen ist, als nur die Fähigkeit zu einer persönlich gehaltenen

»Lebensgestaltung«. Verlorengegangen ist ihm die »Lebendigkeit« jedweder Art von Lebensäußerungen selbst. Man braucht nur an R.s eigene Worte zu erinnern: R. fühlt seinen Leib verdorren, Verwesungsduft steigt ihm in die Nase, er kann »nicht leben und nicht sterben«, ist »mehr tot als lebendig«, ist »immer schon tot gewesen« und »hier lebendig begraben«. Es handelt sich bei diesen Formulierungen nicht bloß um den symbolischen Niederschlag von Erlebnissen, die auf sein Innenleben, auf seine Gefühls-, Vorstellungs- und Empfindungswelt beschränkt bleiben könnten, seine Wahrnehmung jedoch unbeeinträchtigt ließen, ausgenommen deren labilsten und subjektivsten Anteil, nämlich die stimmungshafte atmosphärische Färbung der Umgebung, die ja auch normalerweise durch subjektive Erlebnisse stark modifiziert werden kann. Man muß R.s Formulierungen vielmehr wörtlich nehmen und dann auch konsequentermaßen als wahnhaft bezeichnen. Von depressiven Patienten in einem *nihilistischen Wahn*, etwa im Verband einer Schuld- oder Depersonalisationsdepression, bekommt man häufig ähnliches zu hören: sie sagen auch oft, wie R., daß sie nie »wirklich etwas getan« und nie »wirklich gelebt« hätten, daß sie schlechte Menschen, Schurken, Verbrecher seien, in die Hölle gehörten oder dort bereits schmorten. Bei R. aber haben die zahlreichen, dem Wortlaut nach ähnlichen Formulierungen doch noch einen anderen Klang. R. wird zum Beispiel nicht gequält und verfolgt, *weil* er ein Schurke ist, sondern »sinnlos und ohne Grund«. Alle Versuche, dahinter zu kommen, warum dies geschieht, scheitern. Schuld und Strafe bzw. Sühne, ja Handlungen und ihr Ergebnis überhaupt, scheinen für R. *unverbundenen Erlebnisreihen* anzugehören. – Daß er »nie gelebt« hat und »immer schon tot« war, wird außerdem durch die Feststellung ergänzt, eigentlich sei er »nie geboren« worden. Damit scheidet die Vermutung aus, R. wolle hier nur seine prinzipielle Unfähigkeit ausdrücken, die ihm irgendwo doch mitgegebene Lebendigkeit in seinen konkreten Lebensablauf zu übersetzen, sie in seinen Handlungen, aber auch in seinen vitalen Funktionen zu aktualisieren. Es handelt sich bei ihm nicht um eine »basale Werdenshemmung« (V. E. von Gebsattel 1954), die das Entstehen eines *nihilistischen*, hypochondrischen oder Schuldwahnes sehr wohl noch verständlich machen könnte. Eine so eindeutige Identifikation seines Befindens, seines Zustandes mit den eigenen Handlungen oder Versäumnissen wird von R. gar nicht zuwege gebracht, daß er sich so wenigstens durch sie wieder in eine verläßliche, wenngleich hoffnungslose Situation hineinbegeben könnte. Denn R. ist gar nicht als jemand vorhanden, der sich selber auch nur mit irgend etwas identifizieren oder von irgend etwas unterscheiden könnte: er ist als Subjekt, als »Faktizität, die sich zu existieren hat« (SARTRE 1943), als »geworfen-entwerfendes Dasein« (HEIDEGGER 1927) noch gar nicht »zur Welt« gekommen, oder, wie er es selber ausdrückt, »gar nicht geboren«. Deshalb schimmert vom ersten Behandlungstag an durch seine depressiven Äußerungen etwas noch Unheimlicheres hindurch, als es selbst die hoffnungslose Realität eines nihilistischen Wahnes sein kann. Diese erscheint vielmehr wie eine dünne und brüchige Kruste, von R. als Schutz und Abwehr noch gerade zustande gebracht. Aber schon die Äußerung, alles was er tue, sei nicht nur nichtig, ungenügend oder schlecht, sondern darüber hinaus »nur scheinbar«, »Theater«, Betrug seiner selbst und seiner Umgebung, den er, unschuldig-schuldig nur »durch Leistung zugedeckt« habe, gibt uns einen ersten Hinweis auf die »Wahrheit« des Scheins, die dahinter steht, und von der R. meint, sie als sein »Erbe« immer schon in sich getragen zu haben.

### Leben und Sterben

Vor der Analyse einzelner Lebensäußerungen R.s soll nun noch kurz auf weitere globale Charakterisierungen eingegangen werden, die R. selber bezüglich seiner Lebensabläufe gegeben hat. R. klagt z.B. darüber, daß er *nicht einmal sterben* kann und daß das Leben endlos so weitergehen müsse. Damit meint er nicht nur, daß ihm die Kraft dazu fehlen würde, sich selber umzubringen. Dazu ist es für ihn vielmehr schon »zu spät«, es würde »nichts mehr nützen«. Bei der Besprechung seines Versuches, sich vor den Zug zu stürzen, sagt R., im Grunde sei es dazu immer schon zu spät gewesen, er habe das nur damals noch nicht gewußt. Auch der Selbstmord hätte »nur eine Lüge« sein können. Ebenso wie alle anderen Situationen, in die der faktische Lebensablauf R. bringen könnte, enthält auch der Tod für R. keine Möglichkeit mehr zu einem eigenständigen Verhalten, d.h. zu wahrhaftigem Tun. Auch der Tod enthält für ihn »keine Spur Leben« mehr, das von ihm selbst noch gelebt werden könnte. Deshalb kann er auch nicht sterben, sondern muß »krepieren, verenden wie ein Tier«. Dies war von vornherein immer schon so. R. ist ja nicht einmal »als Mensch« geboren worden, so kann der Tod für ihn auch auf gar keine Lebendigkeit bezogen sein, die bei seinem Eintritt noch beendet werden könnte. Der Tod kann mit dem Leben nicht durch den Akt des Sterbens verbunden werden, der für uns ja immer noch die letzte Lebensäußerung ist.

Um dies genauer zu begreifen, ist es nötig, jetzt aus R.s eigener Perspektive etwas herauszutreten und danach zu fragen, was R. selber verborgen bleiben muß: was für eine Art von Lebendigkeit nämlich normalerweise auch zu dem Akt des Sterbens noch gehört, von R. jedoch in diesem nicht zustande gebracht werden kann. Wie konkretisiert sich die Lebendigkeit, die auch noch im Tode enthalten sein muß, damit man ihn noch selber sterben kann? Ein nochmaliger Blick auf R. bringt die Antwort schon näher: die depressive Mimik und Gestik, die in den ersten beiden Behandlungstagen sehr deutlich ins Auge fiel, ließ nämlich schon sehr bald eine andere Form des Erleidens durchschimmern, deren Passivität nicht einmal mehr eine depressive »Beantwortung« im *Ausdruck* gestattete. Im »tausendfachen Tod«, den R. sterben mußte, kam der Ausdruck des Todes in keiner seiner mannigfachen Erscheinungsformen mehr zustande. Weder Kummer, Trauer oder Schmerz wurden an R.s Physiognomie sichtbar, wenn überhaupt, so war es das blanke Entsetzen. R. kann den Tod nicht einmal durch einen allgemeingültigen und verständlichen Ausdruck im Sterben symbolisieren und so in Reichweite eines zwischenmenschlichen Verhaltens rücken, wie es depressiven Kranken immer noch möglich ist, auch wenn ihnen die Hoffnung fehlt, je wieder »wirklich« leben oder sterben zu können. Im *Akt* des Sterbens entsteht bei

R. nicht der Ausdruck des Todes. Deshalb kann R. die Erfahrung seines Sterbens nicht einmal durch Empfindung und Ausdruck, Gefühl und Gebärde als einen letzten subjektiv-objektbezogenen Akt vorwegnehmen. Die »Lebendigkeit« des Todes, die es jemandem erlaubt, »wirklich« zu sterben, oder auch nur sich sterbend zu fühlen und so auszusehen, besteht ja auch darin, daß »subjektive« Empfindungen und »objektiver« Anblick des Todes als sein *Bild* im Ausdruck des Sterbens *zusammengefügt* werden können. Diese Zusammenfügung bringt R. aber gerade nicht fertig. Er kann die Beziehung seiner inneren Zuständlichkeit, seiner »stummen«, subjektiven, leiblichen, empfindungs- und gefühlhaften Innenwelt zu einem entsprechenden allgemein verständlichen und zugänglichen Anblick weder selber erfahren noch für andere sichtbar realisieren. Gerade diesen Überstieg, der Innenwelt und Außenwelt miteinander in Beziehung setzen würde, bringt R. nicht fertig. Beide klaffen für ihn auseinander, sie haben nichts miteinander zu tun. Deshalb kann er auch den Tod oder auch nur den Anblick des Todes, dort, wo er ihm zu begegnen meint, nur als ein sinnloses Ereignis auffassen, das sich nicht in eine Form seiner eigenen inneren Zuständlichkeit übersetzen läßt, deshalb kann er den »tausendfachen Tod«, den er selber erleidet, aber auch durch nichts »Eigenständiges« sichtbar machen, so daß er jemand anderes angehen könnte: der Außenstehende kann angesichts des Anblickes von R. nur von der Unheimlichkeit des Todes berührt, nicht aber zum verstehenden Miterleiden einer bestimmten, eigenen Möglichkeit seiner selbst gebracht werden.

### Das »Leben« selber als tausendfacher Tod

Mit diesen Erörterungen ist die Situation eines selbst erleb- und miterlebbaren »Sterbens« in einer gefühls- und ausdrucksmäßigen Vorwegnahme des Todes, wie sie uns z.B. bei depressiven Kranken begegnet, bereits verlassen. Das ist auch berechtigt, weil es eine Situation ist, in der R. sich nur vorübergehend befunden hat, und in der er vollständig auch gar nicht aufgehen kann. Denn der »Tod« bleibt für R. mitten im »Leben« als nackte Realität gegenwärtig, die keine humanisierende Abmilderung ihrer Eigenmächtigkeit durch ein eigenes Verhalten duldet, und damit auch keine symbolische Verhüllung im Ausdruck des Sterbens. R. kann den Tod weder durch den Akt, noch durch den Ausdruck des Sterbens auf bestimmte Erscheinungsweisen begrenzen. Das Leben selber, ganz gleich in welcher Weise, unter welchem Aspekt es ihm entgegentreten mag, ist für R. zum »tausendfachen Tod«, zu einer »grauenhaften Qual«, zu Marter und Folter geworden. R. erlebt dies nicht bloß in bezug auf seine eigene Person, sondern ist der Meinung, dasselbe Schicksal stehe auch allen anderen Menschen bevor, wenn es sie nicht schon ereilt habe. R. meint z.B. zu wissen, daß in der Nebenzelle seine Frau und seine Freunde aus Kenzingen auf die gleiche Weise wie er »endlos gequält« und »zu Tode gemartert« werden, dann wieder sind es ganz unbekannte Personen wie »der arme Junge da«. Er fleht sogar, man solle ihn und sie doch wenigstens sterben lassen, erkennt aber rasch, daß auch eine solche Möglichkeit von vornherein nie bestanden hat. Er ist nirgendwo in der Lage, eine Lebendigkeit wahrzunehmen, die etwas anderes wäre als die genannte »tödliche Qual«. Man könnte R.s Aussage, er sei gar nicht geboren worden, dahingehend ergänzen, daß das Leben, so etwas wie Lebendigkeit überhaupt, für ihn noch gar nicht »zur Welt gekommen« sei, und wenn, dann nur in der Form von deren gleichzeitiger unablässiger Vernichtung. – Unter »Lebendigkeit«, wie R. sie meint, war ja vorhin die Fähigkeit verstanden worden, eine innere, »subjektive« Zuständlichkeit *auszudrücken*, sie anderen erkennbar und damit zum möglichen Objekt ihrer Zuwendung oder Auseinandersetzung zu machen, und umgekehrt einen erkennbaren, dem Blick zugänglichen, und damit objektivierbaren Ausdruck eines anderen Subjektes der eigenen Situation zuzuordnen und ihn dann in eine Form der eigenen inneren Zuständlichkeit zu übersetzen. Eine solche Art der lebendigen Beziehung, der Beziehungssetzung zwischen Subjekten, die sich in einer gemeinsamen objektiven Realität begegnen können, bringt R. nirgends zuwege. Subjekte, »Inwendigkeiten« sind für R. nirgends in der Lage, sich selbst zu entäußern und damit durch etwas Gemeinsames, einen allgemein verständlichen, objektiven Ausdruck hindurch, sich anderen zugänglich zu machen. Sie sind nicht in der Lage, eine objektive Realität *für sich und andere* zustande zu bringen.

»Subjekte« sind aber auch dazu nicht in der Lage, die Anblicke, die sich ihnen bieten, die Empfindungen, die sie dabei haben, zunächst in die eigene aktuelle Situation als ihr zugehörig einzubeziehen, um sie dann mit dieser letzteren als Bild in die Erinnerung eingehen zu lassen, wo sie immer vager und anmutungshafter, und schließlich vergessen werden können, indem sie sich dem Fond unserer leiblichen Zuständlichkeiten zugesellen, von dem unser »Eigenstes«, nämlich das charakteristische individuelle Muster unserer Verhaltensweisen geprägt wird. R. ist also auch dazu nicht in der Lage, sich selbst oder irgend jemand anderen die Fähigkeit zuzutrauen, eine objektive Realität zu *subjektieren*, sie sich also einzuverleiben. Ein solcher Akt der *Subjektation* von Anblicken, der von ihrer Situierung über ihre Erinnerung bis zu ihrer Inkarnation im Vergessen führt, ist für R. ebenso unvollziehbar, wie der dazu komplementäre Akt der *Objektation* von subjektiver Inwendigkeit, der sich von Ausdruck und Gebärde über die spielerische Darstellung bis zum planenden Entwurf und schließlich zur wirklichkeitsverändernden Handlung erstreckt. Es gibt für R. keine objektive Realität, die subjektierbar wäre, und keine subjektiven Realitäten, die objektiert werden könnten: kurz gesagt, es gibt für ihn keine gültige zwischenmenschliche Realität.

*Ich kann hier die vielfältigen Beziehungen zwischen Objektation und Subjektation auf der einen Seite, Subjektivierung und Objektivierung auf der anderen nicht ausführlich abhandeln. Erwähnt sei nur, daß es sich bei den beiden ersteren um die prälogischen (wenn man will, auch »biologischen«) Vorformen der beiden letzteren handelt. Eine Objektivierung setzt also, sofern sie Leistung eines Subjektes ist, eine Subjektation und Objektation schon voraus, und das gleiche gilt auch für die – reflexive – Subjektivierung. Dennoch ist hier kein einfaches »lineares«*

*Fundierungsverhältnis gegeben, sondern Subjektation und Objektation verlangen beim Menschen ein Sich-Bewegen auch in den logisch-prädikativen Kategorien, sie können sich nur durch Reflexion im Sinne BUYTENDIJKS (1958) erhalten.*

Mit diesen letzten Betrachtungen habe ich mich weit auf ein theoretisches Gleis vorgewagt. Die Unfähigkeit R.s, sich selbst auszudrücken und fremden Ausdruck wahrzunehmen, war zwar schon mehrfach an Beispielen erörtert worden. Was es aber bedeutet, daß R. der »nackten« Realität eines objektiven Anblickes ausgesetzt bleibt, weil er ihn sich nicht durch einen Akt der Subjektation aneignen kann, muß an seinem Verhalten noch genauer belegt werden. Dazu sei zunächst an die Bitten R.s erinnert, man möchte ihn und seine Angehörigen doch wenigstens sterben lassen, statt sie »endlos so zu Tode zu martern«. Daß diese »Marterung« in einem Erleiden bestand, das jedes eigene Verhalten dem Erlittenen gegenüber unmöglich macht, war bereits eingehend erörtert worden. R. brachte von einem bestimmten Zeitpunkt seiner Krankheit an nicht einmal eine »Beantwortung« durch depressiven Ausdruck fertig. Die bisherigen Beispiele hatten sich allerdings bisher alle auf seine Unfähigkeit zu einem objektierenden – anderen sich zugänglich machenden – Verhalten gegenüber einer solchen Marterung bezogen. Darum aber geht es R. in seiner Bitte, ihn wenigstens sterben zu lassen, sicherlich nicht. Das Sterben stellt für ihn in diesem Augenblick jedoch auch nicht die letzte Möglichkeit zu »eigentlichem Dasein« dar, oder dazu, seine »Faktizität« noch einmal »selbst zu existieren« (SARTRE 1943, S. 368). Es ist für ihn nicht einmal mehr die letzte Möglichkeit zu einem grenzwertig immer noch subjekthaft-objektbezogenen Akt. R. bringt einen solchen Elan gar nicht mehr auf, und ein Bedürfnis nach immer noch subjekthaft-objektbezogener aktiver Leistung, und sei es zu derjenigen eines »eigentlichen Entschlusses« im Sein zum Tode (HEIDEGGER 1927, S. 260), erschiene ihm auf dem Höhepunkt seiner katatonen Erregung auch völlig absurd. Der Tod, den er sich wünscht, ist etwas viel

Passiveres. Er hat etwas mit Ruhe zu tun, einfach damit, daß die Qualen aufhören sollen. R. selber kann diese offenbar *nicht zur Ruhe* bringen, er kann sie nicht einmal »abstellen« und sucht jemanden, der dazu imstande wäre. Erinnert sei anhand der Krankengeschichte, daß ich, sein Arzt eine Weile dazu in der Lage war, dies zu bewirken. Aber schon nach wenigen Tagen stellte das auch für mich eine Unmöglichkeit dar.

Welches ist der solchen Erfahrungen angemessene mimisch-physiognomische Ausdruck? Dem »tausendfachen Tod« und seiner »endlosen Marterung« hilflos ausgeliefert, liegt R. mit angewinkeltem Kopf in seinem Bett und ist in dieser Haltung nahezu völlig erstarrt. Er befindet sich in einem gespannten katatonen Stupor, der nur von raptusartig hereinbrechenden Erregungsstürmen unterbrochen wird. Von allen Seiten wird an ihm »herumgequält«. Von überall her gellen ihm Stimmen in die Ohren, Notschreie der Gemarterten, Beschimpfungen oder, noch häufiger, Verhöhnungen. Auch die Notschreie und Beschimpfungen sind für R. solche Verhöhnungen, da er ihnen gegenüber ja »gar nichts machen« kann. Sie sind kein Appell an ihn, zu helfen oder sich zur Wehr zu setzen, sondern werden ihm »ohne jeden Sinn und Zweck« ins Ohr geschrien, höchstens um ihm vorzuführen, wie es ihm selber gleich gehen wird. Auf dem Höhepunkt seines katatonen Leidens ist »alles dasselbe«, die Stimmen und die körperlichen Qualen, die man ihn erleiden läßt: sobald er nur »einen Finger rührt«, »atmet« oder »die Augen aufschlägt«. R. »existiert« gleichsam nur noch als seine eigene Vernichtung, oder, genauer, er *wird* nur noch von dieser Vernichtung und als diese Vernichtung »existiert«.

Es war schon gezeigt worden, daß R. in diesen Wahrnehmungen keiner Realität entgegentritt, die der Objektation von Subjekten entspringt, in der Subjekte sich ihm also durch ihren Ausdruck zugänglich machen. Aber die Veränderung von R.s Wahrnehmung besteht nicht nur darin, daß die ihm erreichbaren sinnlichen Anblicke keinen einzigen festlegbaren Gegenstand zugänglich machen, sondern auch darin, daß seine Wahrnehmungsinhalte selber, gerade weil sich in ihnen kein objektivierbarer, allgemein zugänglicher anschaulicher Gehalt von eigenständigen »Gegenständen« mehr ausdrücken kann, *von überall* d.h. von jedem Wahrnehmungsdetail her, als ungreifbare, unzugängliche, unanschauliche, »nackte«, »jenseitige« Subjektivitäten auf ihn *einwirken*. Diese beiden Veränderungen haben zur Folge, daß R.s Wahrnehmungen sich in Halluzinationen verwandeln. Der »Gegenstand« der Wahrnehmung selber und sein in Bedeutungen artikuliertes sinnliches Gewand, das ihn sonst immer einhüllt, und dadurch anschaulich und zugänglich macht, indem es zugleich seine »nackte« Subjektivität verbirgt, sind für R. offenbar auseinandergefallen.

### Die Unfähigkeit zur Eröffnung einer »reagiblen« Passivität

Wie kommen nun diese »Verwandlung« der Wahrnehmungen R.s zustande? Dazu sei daran erinnert, daß R., um diesen »Quälereien« zu entgehen, offenbar nur die Möglichkeit offen sieht, daß sie von jemand anders »abgestellt« werden könnten. R. kann sie selber nicht zur Ruhe bringen. Er kann aber auch vor ihnen keine Ruhe finden, nicht einmal im Schlaf. »Tag und Nacht« geht es »unaufhörlich« so weiter. R. wird nicht einmal in einer Weise *müde*, die es im gestattete, die Quälereien nicht mehr in allen Einzelheiten wahrnehmen zu müssen, sondern nur noch als verschwimmende Bilder, die über einen unscharfen Gefühlseindruck in eine noch globalere, leiblich unterlegte Befindlichkeit übergehen, von der wir auch noch im Schlaf erfüllt sind, und deren Art sich dort z.B. in scheußlichen oder schönen Traumbildern niederschlagen kann. Eine solche einschläfernde Irrealisierung und Entaktualisierung gehört offenbar zu den Bedingungen unserer Wahrnehmung, wenn diese nicht ins Halluzinatorische umschlagen soll. Durch sie geschieht nämlich die »subjektierende« Einverleibung der objektiven Wirklichkeit. Die Subjektierung, die R. nicht fertigbringt, verlangt also die Fähigkeit, sich etwas *geschehen* zu lassen, die eigene Passivität zu *eröffnen*, sobald einem etwas entgegentritt. R. ist dazu auf keinem Niveau seiner Wahrnehmungsleistung imstande. In welcher Gegebenheitsweise und auf welchem Strukturniveau ihm seine Umgebung auch begegnen mag, niemals kann sich etwas von ihr als eine Zuständlichkeit seiner selbst in ihm niederschlagen. Seine Umgebung kann mit seiner subjektiven »Innerlichkeit« niemals in Beziehung treten und bleibt deshalb in ihrer ganzen »sinnlosen« Schärfe vor R. hingestellt.

R. bringt also auch im Wachzustand dasjenige nicht fertig, wozu jeder vom Wahnsinn verschonte Mensch auch im Schlaf noch imstande ist: wenigstens *passiv* selber mit seiner Umgebung in Beziehung zu stehen. Der tiefe und ruhige Schlaf, zu dem R. gerade nicht mehr in der Lage ist, gibt das beste Bild für dieses rein passive Bezogensein ab, das mit dem Wort »Reagibilität« vielleicht noch am besten zu fassen ist. In ihm nehmen wir nur die regelmäßigen Atemzüge des Schlafenden wahr, die Wärme, die sein Körper fortwährend ausdünstet, und das feine Oszillieren der ständig durchströmten, schimmernden Haut. Durch solche *vegetativen* Erscheinungen unterscheidet sich für uns ein Schlafender ja auf den ersten Blick von einem Toten. Sie geben uns ein Bild des Lebens auf der Stufe der vegetativen Funktionen: davon, wie unser Leib »ganz für sich« lebt, dann nämlich, wenn wir ihn nicht als Instrument und Vehikel unserer eigenen Zuwendung zu unserer Umgebung benutzen. Sie lassen uns nichts anderes als die »vegetative« Lebendigkeit eines Menschen sehen, das bloße Zusammenspiel seiner Organfunktionen, dies aber in einer besonderen Deutlichkeit. Der Schlafende hat sich gewissermaßen auf eine organismische Lebensweise zurückgenommen, er ist im Schlaf selbst nur noch *als Lebewesen* gegenwärtig; seine Vorhaben, Ängste, unbewältigten Erinnerungen, alles, worauf er gerichtet ist, hat er von sich abgestreift, es ist von ihm abgefallen, in sein Traumleben hinein, das sich leiblich nicht mehr auszudrücken braucht, und übrig bleibt von ihm lediglich eine bestimmte Weise zu atmen, Wärme auszudünsten, durchströmt zu sein. Sie ist aber dasjenige, was ihm am eigensten zugehört. Eine solche Abwesenheit jedes Gerichtetseins erweckt häufig den Eindruck der Wehrlosigkeit oder des Ausgeliefertseins *der Person selbst* im Schlaf, manchmal auch derjenigen der Kindlichkeit, der Unschuld, oder eines bloß vegetativen Lebens – wie das einer Pflanze. Sie erweckt aber auch das Bild des Befriedigt- und Befriedet-Seins: der Schlafende hat alles schon, was er braucht – deshalb braucht er sich auch nirgendwohin in Bewegung zu setzen. Solche Assoziationen können aber nur die Richtung angeben, den Ausdruck des Schlafes selbst zu erfassen. Durch sie hindurch erfassen wir beim Anblick eines Schlafenden unsere Lebendigkeit als Offenheit für Eindrücke überhaupt, als das bloße Bestehen unserer Bezogenheit auf unsere Umgebung, als *Reagibilität*. Man kann den Schlaf durchaus als »Bild« der Reagibilität bezeichnen. Dieser Ausdruck des vegetativen Lebens, den auch noch ein schlafender Mensch »produziert«, ist die erste und fundamentalste Objektation seiner Subjektivität, mit ihr gibt er sich selbst als menschliches *Lebewesen* zu erkenne, daß heißt als jemand, der schon durch die Tatsache und Art seiner leiblichen Organisation auf andere bezogen ist und durch diese von anderen auch erreicht werden kann.

Wenn wir uns demgegenüber R. im Zustand des katatonen Stupors ansehen, so empfangen wir von seinem immobilisierten Leib genau den entgegengesetzten Eindruck: der Anblick dieses vegetativen Funktionierens läßt nicht das Bild organismischer Lebendigkeit vor uns erstehen, es zeigt uns vielmehr eine Desintegration in isolierte Abläufe, die nicht zusammenstimmen: das Bild einer Dissoziation der eigenen Vitalität. Jede seiner vegetativen Funktionen, ob Atmung, Lidschlag, Pupillengröße, Hautdurchblutung oder Schweißabgabe, scheint hier für sich abzulaufen. Weder ist R. *wahrnehmend* auf etwas *Bestimmtes* gerichtet, denn seine Mimik und Motorik lassen die Physiognomie einer bestimmten Situation nicht erkennen, noch ist er der Totalität einer in sich gegliederten Umgebung geöffnet und überlassen, wie wir es auch im Schlaf durch die Objektation unseres organismischen Lebens (als vegetativem Zusammenspiel unserer Organfunktionen) immer schon sind. Er ist vielmehr gleichzeitig mit »jeder Faser« auf überallhin, in alle Richtungen aus, ohne dabei von irgendwoher irgendetwas in sich aufnehmen zu können.

Leiblichkeit, als die Bedingung aller Wahrnehmungen, ist R. also nicht in der Weise von Reagibilität gegeben. Sie ist für ihn nicht die erste, fundamentalste Objektation einer Subjektivität in die gattungshafte Bezogenheit eines Organismus, die vor jeder Zuwendung von der eigenen Lebendigkeit schon geleistet wäre. R. fehlt gerade diejenige Art von Lebendigkeit, die dazu notwendig gewesen wäre, in der Passivität seiner Wahrnehmungen und seiner Leiblichkeit Reagibilität zu erzeugen: nämlich die objektiv zugängliche sichtbare Tatsache eines rein passiven Bezogenseins auf eine Umgebung, die man mit jemandem gemeinsam hat. Damit muß sich aber auch die Art, in der er etwas wahrnimmt, von Grund aus ändern. – Wir erinnern uns daran, daß R. nicht in der Lage war, die Stimmen zum Verstummen zu bringen, die ihn pausenlos belästigten. Diese hatten eine penetrante Aufdringlichkeit, die sich durch nichts abschütteln ließ. Das Quälende dieser Stimmen bestand aber für R. nicht nur in ihrer Penetranz, sondern auch darin, daß sie keinen *Appell* enthielten, *dem er folgen könnte*. Sogar das *Hinhören* wurde ihm durch die Stimmen selbst noch abgenommen. Diese erlaubten es ihm nicht, wenigstens das Lauschen noch zu einer eigenen Leistung zu machen und damit einer Situation zu entsprechen, die sich ihm präsentierte. R. konnte die Stimmen nicht einmal selber, *in eigenem Namen*, in eigener Regie, *von allein hören*. Sein »eigenes« Hören selbst wurde von ihnen bewerkstelligt, es wurde von den Urhebern der Stimmen »angestimmt«, zum Hören gebracht. Es war gar nicht mehr sein eigenes Hören, sondern »das Hören« der Stimmen – im Sinne eines »genitivus subjectivus – selbst. – Der *subjektische* Charakter des Gehörs ist R. also verlorengegangen, dieses ist für ihn zu einer *infinitivischen* Funktion geworden, die ohne sein Zutun allen erreichbar und zugänglich ist. R.s Hörakt enthält für ihn keine Reagibilität mehr, durch die er von R. selber, von der R. mitgegebenen organismischen Lebendigkeit, als »eigenes Gehör« objektiert werden könnte, damit es überhaupt etwas *für ihn Hörbares* gibt.

Nicht nur *was* R. zu hören bekommt, sondern auch der *Vorgang* seines Hörens, ja die *Konstitution* seines *Gehörs* selber, als dem akustischen Apparat seines Organismus, »gehört« den Stimmen, wird von ihnen bewerkstelligt und ist ihr »Eigentum« geworden. Gegen diesen Besitzanspruch versucht R. sich erfolglos zur Wehr zu setzen: Die Stimmen »tummeln« sich mit seinem Gehör, sie »machen dort, was sie wollen«. Die Penetranz der Stimmen, von der vorhin die Rede war, hat also nicht nur den Charakter der *Zudringlichkeit*, sondern auch denjenigen der *Eindringlichkeit*: die Stimmen drängen bis in R.s »Innerstes« durch, bis in die fundamentalste organismische Subjektivität seines Gehörs und bemächtigen sich ihrer. Sie stellen also mit Berze und Gruhle (1929) einen »Sonderfall der Ich-Störung« bzw. mit De Clerambault (1942) einen »automatisme sensoriel« dar.

Jetzt wird es auch möglich, die Verwandlung von R.s Wahrnehmungen zum Halluzinieren zusammenfassend als einen Funktionswandel (v. Weizsäcker 1968) zu betrachten. Aus scheinbar »normal« aufgebauten Wahrnehmungsgebilden der Umgebung, die R. mit anderen gemeinsam hat, ist jede Realität entschwunden. Sie erscheinen R. nicht mehr als Objektationen, in denen eine Subjektivität sich selber und möglichen anderen zugänglich macht, kurz, sie haben für ihn keinen eigenen Ausdruck, auf den er sich verlassen könnte, sie sind nicht Ausdruck einer gemeinsamen zwischenmenschlichen Realität. Diesem Mangel entspricht zunächst ihre Leere und Unerfülltheit. R. kann diese Leere aber auch nicht einfach als vorhanden hinnehmen, denn schon das bloße Vorhandensein auch nur der Leere setzt eine Objektation voraus, durch die eine erste zwischenmenschliche Realität zugänglich würde: die Realität eben dieser Leere. Die »objektiv gegebene« zwischenmenschliche Realität der Gegenstände bietet deshalb nur den *Anblick*, aber nicht den *eigenständigen* Ausdruck der Leere: sie hat vielmehr, wie wir es im vorigen Kapitel schon sahen, den Ausdruck des *Scheins*: die Umgebung präsentiert sich R. als Kulisse, Attrappe, als Theater. Sie ist durch eine ganz und gar unzugängliche »jenseitige« Subjektivität bewerkstelligt, eine Subjektivität, die sich selber durch nichts zu erkennen gibt. Im Gegenteil: sie gibt sich nur als Schein, als Verstellung, als Täuschung, als Simulation zu »erkennen«, man könnte auch sagen, sie gibt sich nur zu »verkennen«. Was sie sehen oder hören läßt, kann jedenfalls niemals zu etwas Erkennbarem führen. Es kann aber ebensowenig zum Verschwinden oder zum Verstummen gebracht werden. R. kann es weder objektieren noch subjektieren. Er bleibt deshalb seiner ganzen Aufdringlichkeit, Schärfe und Penetranz ausgesetzt. Auf diese Penetranz kann er sich aber nicht einmal selber richten. Die Beziehung zum Gegenstand seiner Wahrnehmung selbst ist nicht mehr bilateral. R. ist nicht einmal mehr in der Lage dazu, den Stimmen *sein eigenes Gehör*, als die Funktion seines akustischen Apparates, *von sich aus entgegenzubringen*, dieses als die organismisch vorgegebene Form seiner Reagibilität *für sie* zu objektieren. Weil selbst diese fundamentalste Leistung seiner organismischen Lebendigkeit von R. nicht mehr vollbracht werden kann, wird das »subjektivste« und eigenste seiner akustischen Wahrnehmung, sein eigener Hörakt, ja sein Gehör selbst zum Tummelplatz der Stimmen. Dieses Inganggesetztsein des eigenen Gehörs, ja des Höraktes selber durch die »Stimmen« ist sein akustisches Halluzinieren. In diesem leben sich die R. völlig unzugänglichen »jenseitigen« Subjektivitäten aus, die sich ihm dabei nicht einmal als »Organismen«, ja noch nicht einmal als Erscheinungen von »irgendetwas« von ihm Erreichbaren zu erkennen geben. Diese Stimmen sind für R. deshalb auch nicht solche von organismisch gefügten Lebewesen, die ihn aus einer bestimmten Richtung durch ein bestimmtes Medium und vermittels eines dazu bestimmten Organes ansprächen: ebensowenig bekommt er selber diese Stimmen immer nur durch seine *Ohren* zu hören. Sie kommen auch aus seinem *Schädel* und aus seinem *Kehlkopf*: sein ganzer Leib ist ihnen ausgeliefert. R. kann also auch die organismische Beziehung zwischen der Struktur eines Organs und der ihm angestammten Funktion weder objektieren noch subjektieren, er kann sie nicht als gemeinsame Realität von Lebewesen an sich selber *für andere* zustande bringen, und an anderen *selber* auffassen.

Der Funktionswandel, den R.s Wahrnehmung erleidet,

führt also zu mannigfachen Veränderungen ihrer Gegebenheitsweise. Als gemeinsame Struktur läßt sich vermerken, daß ihr Gegenstand die Bindung an seine mannigfachen *anschaulichen* Erscheinungsweisen verliert: *er selber* kann für R. nicht mehr anschaulich *in Erscheinung treten*, und von den anschaulichen Gehalten, den Anblicken, die R. dennoch fortwährend zu sehen bekommt, führt kein Weg mehr zu ihm selber. Damit werden alle Anblicke zu einem Schein, der immer etwas anderes bedeutet, als was er sehen läßt. Dieses »Andere«, das hinter den anschaulichen »Hülsen« steht, kann sich sehr leicht zu einer *zweiten, wahnhaften Bedeutung* konkretisieren, deren absolut gewisser »Inhalt« allerdings nahezu immer ein »jenseitiger«, objektiv unzugänglicher ist, und sich jedem methodischen, kontrollierbaren Nachgehen entzieht. Die jenseitige Realität des Gegenstandes der Wahrnehmung selber, der sich aus seinem anschaulichen, objektiv zugänglichen Gewand gelöst hat, kann von R. nur ganz »subjektiv«, ganz allein, unmittelbar erfahren werden. Dieser »Gegenstand« entzieht sich schließlich grundsätzlich jeder faßbaren, zwischenmenschlich gemeinsamen, also objektiven Realität, indem er sich der Voraussetzung für jede Objektation bemächtigt, nämlich der leiblichen »Inwendigkeit«, der Subjektivität R.s selber, so daß diese nicht einmal dazu mehr in der Lage ist, sich *von sich aus* als reagibles organismisches Leben zu objektieren, auszudrücken, kundzutun. Dieser »nackte« Gegenstand von R.s Wahrnehmung setzt z.B. R.s Hörakt und R.s eigenes Gehör selbst in Gang und produziert dadurch die Penetranz der *Halluzinationen*. Durch ihn »tut sich« R.s eigene Vitalität, sein organismisches Leben nur noch »mit ihm«, es wird der nackten, jenseitigen Subjektivität ausgesetzt, die die Inwendigkeit jeder einzelnen seiner Wahrnehmungen und Empfindungen, und damit die Inwendigkeit der ganzen »Passivität« seiner Leiblichkeit durchdringt. R. leidet also an *»Ichstörungen«* und an *»Körperhalluzinationen«*. – Die genannten Gegebenheitsweisen seiner Wahrnehmung gehören demnach zusammen und bedingen einander. Sie laufen deshalb bei R. auch zunächst nicht abwechselnd, sondern sehr häufig *zusammen* ab. *Derselbe* Gegenstand kann R. sinnentleert, gestellt, von einer zweiten »jenseitigen« Bedeutung erfüllt, und penetrant auf eine halluzinatorische Weise erscheinen, die im akustischen Sinnesbereich als Stimme ertönt, wohingegen sie im optischen Sinnesbereich R.s Sehakt zu einem zwangsläufigen Ablaufenlassen eines »Bildstreifens«, zu einem bloßen Sehen-*machen* degradiert. Es ist für R.s Wahrnehmung trotz ihres dissoziierenden Funktionswandels sogar charakteristisch, daß sie sich in erster Linie noch auf Gegenstände seiner früheren zwischenmenschlichen Realität bezieht, also auf objektiv vorhandene Gegenstände, zuletzt allerdings durch eine ganz unqualifizierte globale »reine«, kinästhetische Empfindung, die nur noch den Bezug zur Totalität seiner Umgebung, zur »Welt«, als einem ubiquitären bloßen »Etwas«, zu ihrem einzigen »objektivierbaren« Inhalt hat. Dieser Funktionswandel der Wahrnehmung kommt bei R. in den ersten zwei Wochen seiner Erkrankung, das heißt bis einschließlich des Höhepunktes seiner katatonen Erregung, sogar häufiger in der veränderten Gegebenheitsweise realer Gegenstände und seiner ihnen korrespondierenden subjektiven Erlebnisweisen zur Auswirkung, als in isolierten halluzinatorischen und Wahnerlebnissen, in erlebten Ichstörungen, in inadäquaten Gefühlsäußerungen oder Ausdruckserscheinungen. Sicherlich drängt R.s psychotische Dynamik dazu, daß aus der allgemeinen Gegebenheitsweise der Dissoziation, die alle seine Erlebnisvollzüge ergriffen hat, auch isolierte dissoziierte Verhaltensweisen mit eigenem Gehalt werden, die man dann auch leichter symptomatologisch fassen kann. Vereinzelt ist dies in der zweiten »wahnhaften« Phase seiner Erkrankung auch eingetreten wie wir es der Krankengeschichte entnehmen können. Aber bis hinein in die Katatonie, die ja auch klinisch einen krisenhaften Aspekt bot, lassen die verschieden dissoziierten *Erlebnisvollzüge* R.s eine solche Isolierung in einzelne dissoziierte *Erlebnisformen und -inhalte* kaum erst erkennen.

# Kapitel 8

## Krankheitsdynamik

### Der regressive Rückzug vor der schizophrenen Dissoziation

Mit den letztgenannten Erwägungen ist die phänomenologische Analyse der einzelnen Erlebnisweisen R.s bereits zugunsten einer Betrachtung seiner *Krankheitsdynamik und seines Krankheitsverlaufes verlassen*. Wenn man nämlich einmal die Entwicklung von R.s schizophrenem Krankheitsschub verfolgt, von einer depressiv anmutenden *Depersonalisation* und *Derealisation* über ein *wahnhaft ratloses Stadium* mit alternierenden paranoiden Befürchtungen und Selbstbezichtigungen bis zum Zerfall auch noch des »Empfindungsmateriales« in der *Katatonie*, so wird man den Eindruck nie ganz los, daß R. an diesem stufenweisen Abbau seiner Erlebnisstrukturen selbst beteiligt sein könnte. Obwohl im Zutreiben auf die katatone Krise Richtung und Reihenfolge des Abbaus konsequent durchgehalten wurden, fehlt diesem letzteren, im Aspekt wenigstens, die Zwangsläufigkeit der Dissoziation selbst. Es gibt immerhin Minuten, während derer R. aus dem Wahn-Stadium oder gar aus der katatonen Starre in das depressive Stadium *zurück* kann. Dies geschieht allerdings nie spontan, sondern immer nur im Gespräch. R.s Verhalten ist also, im Gegensatz zu dem eines groborganisch Hirnkranken, nicht zwangsläufig auf ein bestimmtes Strukturniveau von Erlebnissen festgelegt. Ebenso unsinnig wäre es allerdings, hier von einer regellosen *Willkürlichkeit* oder von einer bloß unbewußten *affektiven Steuerung* dieses Abbaues zu sprechen, wie etwa bei großen hysterischen Anfällen. Trotz seiner Spielbreite wohnt dem »Abbau«, den R. erleidet, eine gewisse prozessuale oder, genauer gesagt, *dramatische* Eigengesetzlichkeit auch inne. Im regressiven »Abbau« bringt nämlich die Dissoziation sich schließlich selbst zur Erscheinung. Die

Dissoziation wird man als Leit- oder Führungssymptom des psychischen Regressionsprozesses bestimmen, das schon von den ersten Krankheitstagen an alle Erlebnisweisen R.s charakterisiert hat: zunächst nur durch eine vage Tönung, Stimmung und Färbung vor allem der höher strukturierten Verhaltensweisen R.s, dann durch deren stufenweisen Zerfall (auf dem depressiven Stadium etwa der Beziehung von Leistung und Ergebnis, auf dem wahnhaften von Schuld und Strafe, ja von Ursache und Folge überhaupt), bis sie schließlich in der Katatonie als Dissoziation der elementarsten Empfindungsqualitäten und damit der organismischen Bezogenheit selbst in Erscheinung trat und von dort in die erlebte und gelebte Ichströmung einmündete.

Die Dissoziation im Nacken, zieht R. sich also »regressiv« auf die nächst tiefere Organisationsstufe seines Verhaltens zurück und versucht, die verlorengegangene Entsprechung seines Handelns und Erleidens auf einem primitiveren, aber auch ursprünglicheren, d.h. entwicklungsgeschichtlich früheren Niveau wiederzufinden. Schließlich landet er dabei auf der »ersten« elementarsten Verhaltensebene, bei der unqualifizierten kinästhetischen Empfindung, die Material und Struktur, Form und Gehalt zugleich ist, und nichts anderes ausdrückt und spüren läßt, als die Tatsache, daß es hier etwas ihr entsprechendes »Anderes« gibt: eine unqualifizierte, vage, globale *Totalität*, auf die diese Empfindung *bezogen* ist. Der einzig verbliebene »gegebene« Gehalt einer solchen unqualifizierten »reinen« Empfindung, die gewissermaßen eine »punktuelle« gestaltkreisförmige Entsprechung von Tun und Erleiden (v. Weizsäcker 1968) darstellt, ist die »objektive« Realität der *Relation*: der Erfahrung, da ist etwas Erkennbares für mich da, was ich nicht selber bin, womit ich aber in Beziehung stehe. Um jedoch auf diese Weise »einfach gegeben« zu sein, muß selbst diese primitivste und ursprünglichste zwischenmenschliche Realität der Relation, des In-Beziehung-Stehens mit irgendetwas, in der »reinen« Empfindung erst *zustande gebracht* werden, und zwar *als Leistung einer sich aufeinander beziehenden Alternation von Ich und Nicht-Ich, von Aktivität und Passivität*, ihrer Konstitution also als aufeinander bezogene Unterschiedenheit. Erst dadurch wird die Möglichkeit zu jeder einzelnen weiteren Objektivierung und Subjektivierung geschaffen.

Die Erfahrungen der Realität der Außenwelt, aber auch eines Eigenlebens, einer objektiven realen, subjektiven Inwendigkeit, kommen also durch die alternierende Verbindung von Aktivität und Passivität, und damit von Tun und Erleiden erst zustande, die von der unqualifizierten reinen Empfindung zuvor geleistet werden muß. Diese Leistung nehmen wir zumeist gar nicht wahr, sie ist, ohne daß uns dies bewußt wäre, längst schon geschehen und trägt nur unsere höher strukturierten Verhaltensweisen. Erkennbar wird sie uns erst bei schlafenden oder bei somnolenten oder hirnorganisch extrem abgebauten Patienten, die nur noch greifen, wischen, tasten, räkeln, atmen oder schlucken können, aber auch dabei in einer allervagesten Form noch etwas *empfinden* und damit immerhin noch eine *Verbindung* zu einer entsprechend »materialisierten«, »nivellierten«, global gegebenen Umwelt herstellen können. Kurz vor dem Erlöschen des Lebens ist der ganze Leib solcher Kranker überall in gleicher Weise auf ihre Umgebung bezogen, er besteht dann nur noch aus reiner, »reagibler« Empfindung. Das einzige, wozu die Lebendigkeit eines solchen »sterbenden« Leibes sich noch aufraffen kann, ist diese alternierende Leistung der Relation, die jede seiner Verbindungen mit der Umwelt ermöglicht und trägt. Diese »Leistung« objektiert uns auch noch ein sterbender Leib. Solange jemand lebt, zwingt er uns nämlich auch dazu, ihn als selbständiges Einzelwesen wahrzunehmen, das mit uns in Beziehung steht.

## Die Dissoziation der Empfindungen als totale Welt- und Selbstvernichtung

Bei R. erfaßt nun die Dissoziation schließlich auch die reine Empfindung. Auch dieser Baustein aller höher strukturierten Verhaltensweisen kann von R. nicht mehr als alternierende Verbindung von Aktivität und Passivität zustandegebracht werden. Nun hat R. aber durch den radikalen regressiven Abbau seiner

Erlebnis- und Verhaltensstrukturen den *ganzen* Leib, auch seine gemeinhin stummen Tiefenschichten, in reine Empfindung verwandelt, sein *ganzer Leib* wird deshalb für ihn aus lauter »punktuellen« Empfindungen bestehen, in denen, wenn die Dissoziation ihren Fortgang nimmt, *nur noch* die *Auflösung* der alternierenden Verbindung von Aktivität und Passivität vor sich gehen kann. Diese Auflösung ist aber das Ende jeder eigenen auch nur passiven Beziehung zur Umgebung, und deshalb für R. »Tod und Vernichtung«. R.s leibliche Eigenständigkeit löst sich für ihn gewissermaßen punktuell »ins Nichts« auf: überall, wo er überhaupt etwas empfinden kann.

*Der BLEULERsche (1911) Begriff der Dissoziation scheint uns am besten geeignet, das gemeinte Phänomen zu umreißen; in diesem Wort ist ja die Lösung jeder vergemeinschaftenden Bindung mit ausgedrückt, wenngleich von BLEULER selbst noch nicht thematisch behandelt. Ähnlich glücklich ist nach BERZE und GRUHLE (1929, S. 155) die Wahl des Wortes Schizophrenie, das sich »besonders gut ... für die Erklärung der schizophrenen Gesamtpersönlichkeit eignet ... insofern eine allgemeine Lösung aller Zusammenhänge – der Persönlichkeitszusammenhänge, nicht der formalen Vermögen – eine Spaltung alles von allem eintritt«.*

In diesem Stadium der Katatonie hat sich für R. also das Bindemittel selbst aufgelöst, mit dessen Hilfe er vorher seine auseinanderstrebenden Verhaltensformen auf dem jeweils nächst niederen Strukturniveau noch hatte *zusammenfügen* und mit einer ihnen entsprechenden Umgebung in *Beziehung bringen* wollen. Das Prinzip einer solchen Bindung selbst, von dem das Herniedersteigen R.s auf immer fundamentalere Verhaltensformen motiviert worden war, erwies nun seine Unwirksamkeit, indem es selber der Dissoziation zum Opfer fiel. R. wurde auf dem Höhepunkt seines katatonen Zustandes einer körperlichen Behandlung unterzogen, so daß eine spontane Lysis seiner katatonen Krise nicht zu beobachten war. Sein Verhalten danach unterschied sich aber nicht wesentlich von dem anderer katatoner

Kranker, die ohne eingreifende körperliche Behandlung über ihre Krise hinweggeführt werden könnten. Wie bei diesen Kranken wechselte R.s Verhalten danach vorübergehend mit einer erstaunlichen Leichtigkeit zwischen den verschiedenen Organisationsstufen des Verhaltens hin und her. Die Gespanntheit R.s, aber auch seine »radiäre« Gerichtetheit »nach innen« verschwanden: der Motor seiner Wiedergewinnungsversuche erfahrbarer Wirklichkeit lief ja nicht mehr, der den Funktionswandel seiner Verhaltensstrukturen bis zu den primitivsten und fundamentalsten Stufen der bloßen Empfindung noch in Gang gehalten hatte. Dieser regressive »Abbau nach innen«, der für R. zunächst noch so etwas wie einen gerichteten »Lebensweg« (Zutt 1963) und damit eine Lebensnotwendigkeit darstellte, konnte für ihn nun kein Ziel mehr sein. Deshalb erschien jetzt auch der Wechsel von einer Organisationsstufe auf die andere nicht mehr wie ein lebendiges, eigenes Verhalten.

*Ein solches leichtes Gleiten oder Springen von einer Organisationsstufe des Verhaltens zur anderen ist ja charakteristisch für einen schizophrenen Schub, dessen Akutheit abnimmt. Wir sehen es einmal bei Kranken, die mit einem mehr oder weniger schweren »Defekt« aus der katatonen Krise herauskommen. Deren Verhalten ist dann aber auf jedem Strukturniveau von der Dissoziation getönt, wenn nicht sogar im einzelnen bestimmt. – Bei den Genesenden, die auch ein solches Gleiten und Springen erkennen lassen, besteht nur eine äußere Ähnlichkeit zu dem Verhalten der Defektkranken: hier verschwinden die dissoziierenden Erlebnisse allmählich, und die Färbung der Dissoziation blaßt in allen Verhaltensweisen ab. Diese Kranken müssen sich aber, ebenso wie R., in den verschiedenen Strukturebenen ihrer Erlebnisvollzüge wieder »einleben«, sie müssen lernen, diese wieder richtig auf die verschiedenen Gegebenheitsweisen der gemeinsamen zwischenmenschlichen Realität zu beziehen: zum Beispiel Vorstellungen und Wahrnehmungen auseinanderzuhalten, »wähnende« und wirkliche Bedeutungen von Gegenständen zu trennen. Diesen Zustand könnte man als Rekonvaleszenzstadium oder Trainingsphase bezeichnen. Bei der Verlaufsbetrachtung von R.s Krankheitsschub werden in ihm also Gesetzmäßigkeiten einer allgemeinen Pathologie sichtbar, auf die K. Conrad (1958) aufmerksam gemacht hat: ein depressives Prodromalstadium, das über ein wahnstimmungshaftes Anschwellen, in dem die Ratlosigkeit im Mittelpunkt des Verhaltens steht, zur (dissoziierenden) katatonen Krise führt: dann deren Abfall in eine Labilitätsphase (in Hinsicht auf die Beziehung der verschiedenen Ebenen der Erlebnisvollzüge und Realitätsstrukturen zueinander) und schließlich die Überleitung zu einer Rekonvaleszenz, wo die genannten noch labilen Beziehungen rehabitualisiert und wieder verfestigt werden.*

### Die Umkehr des »biologischen Aktes«

R.s katatone Krise war beschrieben worden als eine progressive *Dissoziation* der Strukturen seiner Passivität. R. ist nicht einmal auf der »punktualen« Ebene der reinen Empfindung dazu in der Lage, die gestaltkreisförmige Entsprechung von Alternation und Relation zustande zu bringen, eine Leistung, die unsere Vitalität uns immer schon dadurch abnimmt, daß uns von ihr unsere organismische Struktur vorgegeben wird. Unter »Alternation« soll hier die Konstitution von Eigen- und Andersheit, unter »Relation« die subjekthafte Bezogenheit auf Andersheit verstanden werden. Durch diesen Gestaltkreis stehen wir immer mit anderen in Verbindung, ohne unsere Eigenständigkeit dabei zu verlieren, durch sie können wir aber auch eine Eigenständigkeit gewinnen, ohne dabei die Verbindung zu anderen zu verlieren. Für R. hingegen ist *jede* Verbindung ein Verlust seiner Eigenständigkeit, und *jeder* Versuch, die eigene Eigenständigkeit zu gewinnen oder auch nur zu bewahren, ein Abbruch der Verbindung zu einer gemeinsamen Umgebung. Diese Umkehr des »biologischen Aktes« (v. Weizsäcker) steigt aus der Tiefe von R.s Vitalität »funktional« auf und ergreift diese Vitalität schließlich auch selber als letzten, am schwersten zugänglichen

*Gegenstand*, nachdem sie vorher die höher strukturierten Verhaltensweisen R.s durchdrungen und »gespalten« hatte. Nur aus einer solchen »biologischen« Perspektive lassen sich die mannigfachen Verhaltensstörungen R.s interpretieren. Seine katatone Krise ist ein Zerfall – eine Dissoziation – der spezifisch menschlichen Vitalität. Denn der biologische Akt, der die »logisch« aufgebaute Struktur der menschlichen Umwelt vorzeichnet, ist ja die Leistung der gegenseitigen Entsprechung von Alternation und Relation in einer Passivität und Aktivität als gegenseitige Verbergens- und Hervortretensbeziehung stiftenden gestaltkreisförmigen Einheit. Dieser Akt bringt erst die besondere Umwelt hervor, in der eigenständige Einzelwesen miteinander in Verbindung treten können. Jeder seiner Vollzüge fügt der Fülle möglicher Verbindungen und dem erreichbaren Ausmaß der Selbständigkeit noch etwas hinzu, indem er eine immer höher strukturierte, immer allgemeiner zugängliche objektive Realität schafft, die schließlich allen gemeinsam und doch jedem eigen sein kann. Demgegenüber bringt R. nicht einmal die Vorzeichnung einer spezifisch menschlichen Umwelt zustande. Eine solche Vorzeichnung geschieht ja nicht ein für alle Male. Sie ist zwar die Form, in die jede einzelne Lebensäußerung immer schon eingebettet ist, wird aber zugleich erst durch deren aktualisierenden Vollzug aufrecht erhalten. R.s Lebensäußerungen sind aber überhaupt nicht dazu in der Lage, in der *Form* der Relation und Alternation vor sich zu gehen, bzw. genauer, sich in ihrem Vollzug diese Form zu geben. In ihnen entsteht keine Beziehung von Subjekten, die sich *einander zugänglich machen*, im Akte dieses Zugehens aber gerade ihre subjektive Eigenständigkeit gewinnen, und sich damit auch *voreinander verschließen* können. Weder *Subjekte* kommen für R. zustande, noch eine *objektive Realität*, die diesen *gemeinsam* zugänglich wäre. Eine solche gemeinsame »objektive« Realität, auf die man sich verlassen kann, ließ sich ja auf keiner der Erfahrungsweisen R.s antreffen. Sie kam weder als Gesprächsebene, noch als dingliche Einheit des Handlungsgegenstandes, noch als Identifizierbarkeit einer Umgebung zustande. In vorigen Kapitel war sichtbar geworden, daß R. sie auch als vitale, »instinktive« organismische

Bezogenheit von Aktivität und Passivität, von Relation und Alternation nicht zuwege bringen kann. Was sich statt dessen mit R. auf diese Weise »tut« und mit ihm abläuft, ist letzten Endes das leere, – wie eine Maschine »angestellte« – Funktionierenlassen seiner eigenen organismischen Struktur auf allen ihren Organisationsstufen, von der bloßen Empfindung bis zu den kompliziertesten Handlungs- und Auffassungsabläufen. R.s organismische Struktur hat ihre Fähigkeit, eigenständig Beziehungen aufzunehmen, verloren und ist zu einer Art Mechanismus geworden, der durch etwas »ganz anderes«, »jenseitiges«, was ihm völlig unzugänglich ist, beliebig zum Ablaufen gebracht werden kann. Zu dieser verlorenen »organismischen« Eigenständigkeit gehört aber auch noch – und das muß noch besonders vermerkt werden – die Fähigkeit, sich von sich aus in einen größeren Organismus als Glied einzubauen, die »subjektive«, individuelle, organismische Eigenständigkeit also selbst ein Stück weit aufzugeben und sich damit selbst zu einer bloßen Funktion, zu einem Rädchen im Getriebe, zu machen. Auch für einen solchen Akt der Selbstaufgabe müßte die gestaltkreisförmige Entsprechung von Alternation und Relation ja noch gegeben sein, und zwar in der Weise, daß die Relation in der Lage ist, die Alternation in sich aufzuheben: nicht einmal dazu ist R. imstande.

# Kapitel 9

## Methode und therapeutische Haltung

### Methodik und Perspektiven

Anders als gemeinhin üblich kommt die Methodik dieser Untersuchung zuletzt zur Sprache. Man könnte sie versuchsweise als *intuitiv-rekonstruierend* bezeichnen. Die Intuition, derer sie sich bedient, wenn sie dem Aussehen einer Sache ihre reale und objektive, allem zugängliche Ausdrucksbedeutung absehen zu können glaubt, rechtfertigt sich durch die Überzeugung, daß die Objektivität und allgemeine Verbindlichkeit jeder zwischenmenschlichen Realität sich aus der Gemeinsamkeit der organismischen Struktur des Menschen herleitet. Durch diese Gemeinsamkeit sind alle möglichen Sachzusammenhänge von vornherein in eine eigene logische Ordnung gefügt, zu der unsere Intuition dadurch gelangen kann, daß sie diese besondere Ordnung als Entsprechung zu organismisch vorgegebenen Möglichkeiten unserer eigenen Organisation erfährt. Die so zustande gekommene Beziehung mit der Sache kann man – mit SCHELER (1948) – als »Sympathie« bezeichnen. Sie ist eine unerläßliche Voraussetzung jedes phänomenologischen Vorgehens. Die »sympathetische« Intuition läßt uns also den »Ruf« einer Sache erst vernehmen: durch sie erfahren wir aber noch nicht, was sie uns im einzelnen zu sagen hat. Deshalb muß sich an sie die Explikation anschließen. Wir müssen zunächst die innere Logik der besonderen Gegebenheitsweise dieser Realität – etwa eines Schuldwahnes oder eines Weltuntergangswahnes – erkennen. Die meisten *»daseinsanalytischen«* Untersuchungen dringen bis zu diesem Punkt der Explikation vor. Eine *phänomenologische* Analyse kann sich aber auch damit noch nicht zufrieden geben. Wir müssen weiter fragen, welche Ebene, welche Schicht unserer eigenen psychischen Organisation hier »sympathetisch« angesprochen worden ist. Diese Ebene müssen wir nun lokalisieren. Wir müssen festzustellen suchen, was für eine besondere Art von Leistungen der Gesamtorganisation gerade durch sie hervorgebracht werden, und was mit der Gesamtorganisation selber geschieht, wenn diese Leistungen entweder unmöglich werden, oder aber, umgekehrt, die gerade eben noch möglichen sind. Dadurch erfahren wir erst, was diese besondere Gegebenheitsweise – z.B. des Schuldwahnes oder des Weltuntergangswahnes als *Wahnform* (WULFF 1987) – besonderes ausdrücken will, was für ein besonderes Bedürfnis, was für ein besonderer Mangel des Betroffenen in ihr zum Ausdruck kommt. Dies ist aber etwas ganz anderes als die beruhigende Auskunft, man könne das Leben eines anderen selbst auf dieser »regressiven« Stufe immer noch als menschliches Leben, als einen immer noch »existentiellen« Daseinsentwurf bezeichnen. Wenn wir diese »Lokalisation« vornehmen, so müssen wir die anthropologisch-daseinsanalytische Perspektive der allgemeinen mitmenschlichen Erfahrung sogar in den Hintergrund rücken, sie einen Moment lang aus den Augen lassen. Erst dann können wir nämlich in der besonderen Gegebenheitsweise, in der unsere Sympathie hier angesprochen wird, einen ganz konkreten Mangel, ein ganz bestimmtes Bedürfnis entdecken, das durch uns Abhilfe sucht: Indem wir die Lokalisation der in uns selber angesprochenen Struktur vornehmen, geht uns erst auf, daß es sich hier um einen *Appell*, um eine Aufforderung *zu etwas ganz Bestimmten* handelt. Damit ist aber der Gang der Analyse noch nicht zu Ende. Auch der ganz konkrete Appell, den wir durch die ganz besondere Art eines Kranken sich auszudrücken, sympathetisch erfahren und auch lokalisieren können, sagt uns zunächst ja nur etwas darüber aus, *wie* er an etwas *leidet*, *wie* er etwas *erlebt*. Dies ist ja bei psychisch und organisch Kranken gleich, beide können zwar zum Ausdruck bringen, *worunter* und *wie* sie leiden, »wissen« aber nicht, *was* ihnen *fehlt*, um ein gesunder Mensch zu sein, wie wir es ja sind. Unsere »sympathisierende« Analyse muß also noch hinter den vernommenen Appell zurückgehen und danach fragen, was sich in diesem selbst niemals ausdrücken kann, sie muß zu verstehen suchen, auf welcher (nächst höheren) Strukturebene die Akte »lokalisiert« sind, die der Kranke gerade nicht mehr fertig bringt: das Defizit gewissermaßen, das sein Leiden als die Art und Weise bewirkt, wie er als Kranker sich nun ausdrücken muß. Erst dann wäre ja die Möglichkeit für ein richtiges therapeutisches Vorgehen gegeben: die Möglichkeit, sich von dem Ruf, dem Appell des Kranken, der im Ausdruck seines Leidens erscheint, nicht nur beeindrucken zu lassen, sondern ihm »von sich aus« wirksam zu entgegnen, ihn dadurch, daß man Abhilfe schafft, zum Verstummen zu bringen.

### Die Herausforderung des schizophrenen Ausdrucks

Daß ich mich einer solchen intuitiv-rekonstruierenden Methode bedient habe, ist mir erst im Laufe der Untersuchung deutlich geworden, und es kann nicht die Rede davon sein, daß ich ihren Forderungen gerecht geworden wäre. Sie verlangt ebensosehr eine instinktsichere »Sympathie«, wie die Fähigkeit, aus einem lediglich passiv »reagierenden« Bezug zum Kranken herauszutreten und ihm etwas anderes, eigenes entgegensetzen zu können, wovon dieser, der Kranke, dann selber sympathetisch beeindruckt werden kann. Wenn diese Entgegnung ausbleibt, so kann es im besten Falle zu einer Identifikation mit der besonderen Erlebnisweise des Kranken kommen, z.B. zu einer induzierten Psychose des Therapeuten. Denn der schizophrene Ausdruck allein kann uns zwar heilige Schauer, Grauen, Unheimlichkeit oder Ehrfurcht einflößen, aber niemals auch nur irgendeine eigenständige Verhaltensmöglichkeit unserer selbst zum Anklingen bringen. Das naive Gemüt meidet deshalb auch den Verrückten: es spricht ihn heilig oder erklärt ihn vom Teufel besessen. Bei den Gefühlsregungen, die zu solchen Bedeutungen führen, handelt es sich aber nicht gleich schon um Aberglauben, sondern eher um einen der realen Nährböden, auf denen ein solcher entstehen kann. Von einem Hauch der Unheimlichkeit angeweht wird zunächst ja jeder, der mit einem schizophrenen Kranken in Berührung kommt, und dieser Hauch genügt, um ihn Distanz halten zu lassen. Denn dasjenige, was wir angesichts des schizophrenen Ausdrucks »sympathetisch« miterleiden, ist zunächst nicht mehr eine bestimmte (wenn auch noch so reduzierte) Möglichkeit, sondern *die Unmöglichkeit unserer selbst schlechthin.* Wir erfahren hier nicht, bloß co-regressiv, den Abstieg auf eine bestimmte primitivere Strukturebene unseres Organismus, sondern vielmehr die Auflösung jeder organismischen Strukturierung überhaupt. Angesichts des Schizophrenen bekommen wir Angst vor genau derselben Dissoziation, die er buchstäblich erleiden muß. Anders aber als vor einer Leiche, die unseren humanisierenden Beschwichtigungen ja wehrlos ausgeliefert ist, werden wir durch ihn von der nackten Realität des Todes überfallen: eines Todes, der jede Faser unserer eigenen Lebendigkeit einzeln aufzulösen droht, und dies nicht nur einen kurzen Moment des Sterbens, sondern »bis in alle Ewigkeit«. Der Geisteskranke hat für das naive Gemüt deshalb oft etwas von einem Mörder an sich, und der Psychoanalytiker wird in solch einem ubiquitären »Mordversuch« auf der phänomenalen Ebene mit Recht eine Aggression vermuten, die nicht mehr nur auf »den Vater«, sondern primär auf »die Mutter« gerichtet ist, und damit auf den anderen Menschen als solchen, auf eine jede Beziehung zu einer eigenständigen Andersheit überhaupt. Ich halte es deshalb durchaus für berechtigt, zwar nicht die »Totalität« des schizophrenen Menschen, wohl aber den schizophrenen Ausdruck, den dieser produziert, als »unmenschlich« zu bezeichnen: und zwar deshalb, weil er uns alle zunächst dazu aufruft – und zugleich damit bedroht – der Gemeinsamkeit eines zwischenmenschlichen Lebensraumes zu entrücken.

Der schizophrene Ausdruck bringt also jeden, der ihn an sich heranläßt in eine prekäre Lage, die man zu Recht mit dem Terminus »Entscheidungssituation« etikettieren darf. Es gibt nur wenige Möglichkeiten, ihm zu begegnen. Die erste besteht darin, sich gar nicht auf ihn einzulassen: sich mit Schaudern oder in Ehrfurcht abzuwenden, oder in einer Distanz zu bleiben, die ein solches Schaudern zu einem kaum merklichen Hauch von Unheimlichkeit abmildert und damit erträglich macht. Wenn man sich auf den schizophrenen Ausdruck aber einläßt, dann gerät man unweigerlich in eine zweite Alternative: entweder man läßt sich induzieren, oder aber man versucht, etwas ihm Entsprechendes, ihn Aufwiegendes entgegenzusetzen. Das ergibt sich schon aus der Situation und hat noch gar nichts mit einer besonderen psychotherapeutischen Einstellung zu tun, die mit Recht annimmt, hinter jeder aggressiven Haltung verberge sich eine Angst und eine Not. Während man angesichts eines depressiven und manchmal auch angesichts eines hysterischen oder neurotischen Verhaltens sich aber fragen kann, und dies manchmal wohl auch muß, ob sich in ihnen nicht eine Lebenshaltung ausdrückt, die man besser respektiert, die man hinnehmen und mit der man in Beziehung treten kann, liegen die Verhältnisse bei dem schizophrenen Ausdruck deshalb anders, *weil er jede Form des Umgangs eines jeden mit einem jedem unmöglich macht*, und sich dazu auch gar nicht als der eigene Ausdruck des Menschen kundtut, an dem er sich zeigt. Angesichts des schizophrenen Ausdrucks kann man sich selbst nur von seiner antipersonalen Anonymität aufsaugen lassen, oder aber versuchen, ihn durch die eigene Entgegnung zum Verschwinden zu bringen: das ist der einzige Dialog, der hier möglich bleibt. – Die psychotherapeutische Attitüde ist also hier eine natürliche Haltung, die nicht erst durch eine explizite Aufforderung des Kranken gerechtfertigt zu werden braucht. Aber auch die Art der therapeutischen Haltung ist formal festgelegt: dem schizophrenen Ausdruck kann man nur mit einer Lebendigkeit begegnen, die seiner eigenen »mörderischen« Tödlichkeit die Waage hält. Der psychoanalytische Jargon hat also durchaus Recht, wenn er sagt, daß man den schizophrenen Kranken noch einmal »zur Welt« bringen, noch einmal »gebären« oder gar »erzeugen« müsse. Um aufzuweisen, wie dies geschehen kann, dazu müßte die Struktur von aktiv verlebendigenden Akten als »reines Tun«, als grundlose Begründung, ja als »Schöpfung« auf allen Organisationsstufen herausgestellt werden können. Im dritten Teil dieses Buches wird das sowohl durch eine theoretische Analyse als auch anhand einer psychotherapeutischen Krankengeschichte versucht werden.

Wenn wir eine Beziehung mit dem schizophrenen Ausdruck herstellen wollen, dann werden wir also bereits als menschliche Lebewesen und nicht erst als Berufstherapeuten in die Alternative gestellt, entweder die schizophrene Dissoziation – sofern wir sie überhaupt an uns heranlassen – gleichsam aus zweiter Hand, sympathetisch mitzuerleiden, oder aber ihr durch unsere eigene Lebendigkeit selbst zu entgegnen. Wir können uns ihm gegenüber entweder nur als »Reagibilität«, als reines Erleiden konstituieren und uns in ihn hineinfallen lassen, ober aber statt dessen als *reines Tun*, als Schöpfungsakt gleichsam, der ihn aus der Welt schafft und damit »Reagibilität« und »Rezipität« wiederherstellt. Unsere eigene Haltung gegenüber dem schizophrenen Ausdruck, die wir hier selber erfahren, entspricht also dem Ergebnis der hier vorgelegten Untersuchungen über den Aufbau von »lebendiger« Erfahrung überhaupt. Dieser Zirkel ist aber kein Einwand, sondern vielmehr eine rückläufige Rechtfertigung des gewählten methodischen Vorgehens, das ja auf der strukturalen Gleichartigkeit der Organisation aller menschlichen Organismen als einziger »Voraussetzung« gründete.

Obwohl also die therapeutische Haltung gegenüber dem schizophrenen Ausdruck natürlicherweise vorgegeben ist – durch die Art unserer Organisation als Lebewesen –, die therapeutische Methodik ist es deshalb noch lange nicht. Sie kann nur logisch-analysierend und empirisch zugleich entwickelt werden. Wir hatten ja schon gehört, daß es zur therapeutischen Haltung gegenüber dem schizophrenen Ausdruck gehört, sich von diesem gerade nicht aufsaugen zu lassen, ihn nicht beim Worte zu nehmen, seinem »Appell« nicht zu folgen. Wir müssen vielmehr unsere eigene organismische Organisation ganz für die »verlebendigende« »Entgegnung« im therapeutischen Einsatz freimachen. Wir müssen sie ganz »sachlich« als Werkzeug konstituieren, das einerseits sehr genau registrieren kann und damit eine exakte »Lokalisation« des sympathetisch miterlittenen Ausdrucks erlaubt, andererseits aber auch in der Lage dazu ist, frei von eigenen, subjektiven Wünschen oder Ängsten *selbst* etwas »ganz anderes« auszudrücken. Wir müssen unsere ganze organismische Organisation, als Werkzeug, vollständig objektieren können, hinter dem wir selber zurücktreten: objektieren allerdings als *unser*

Werkzeug, das von nichts anderem als unserer eigensten Subjektivität selbst erfüllt und angeleitet wird. Erst wenn uns dies gelingt, erst dann kann unsere eigene organismische Organisation als Vehikel dienen für die therapeutische Beziehung zum Schizophrenen, erst dann kann unsere eigene, subjektivste »Lebendigkeit« auf sie und damit auch auf ihn übergehen und »das Schizophrene« aus der Welt schaffen. Dies ist natürlich nur das formale Schema und genügt nicht für eine Therapie, die dazu noch auf die Biographie des Kranken bezogene Inhalte braucht, um wirksam werden zu können. So abstrakt diese Bemerkungen klingen mögen, sie lassen sich doch in wenigen Worten zusammenfassen: wenn man bei einem Schizophrenen etwas ausrichten will, muß man die Angst vor ihm ebenso wie die Verführung angesichts seiner Faszination vollständig überwinden und ihm selbst so offen gegenübertreten, daß man für ihn auf jeder Strukturebene des eigenen Erlebens und Verhaltens empfänglich bleibt und sich somit auch selber auf jede dieser regressiven Ebenen begeben kann. Was dies freilich alles impliziert, können wir hier nicht ausführlich darlegen: jedenfalls eine Fülle von äußeren und inneren Voraussetzungen, denen man auf die Dauer nur schwer gerecht werden kann.

Diese letzten Bemerkungen sollten kein Rezept abgeben für eine Psychotherapie der Schizophrenen. Ich kann aufgrund dieser Untersuchung noch nicht einmal zu der Frage Stellung nehmen, ob eine Psychotherapie von Schizophrenen »grundsätzlich« sinnvoll oder erfolgversprechend ist. Die therapeutische Haltung interessierte hier lediglich als die einzige natürlicherweise vorgegebene Form der Entgegnung auf den »Appell« des schizophrenen Ausdrucks. Wenn wir Ausdrucksphänomenologie betreiben, so kann es uns nämlich nicht genügen, die Weise abzuschildern, in der wir den Ausdruck sympathetisch miterleiden, den das Verhalten eines Kranken sehen läßt, obwohl es von der bloßen Verhaltensbeobachtung bis dahin schon ein gehöriger Schritt ist. Wir müssen vielmehr den Dialog zu beschreiben suchen, den dieser »Ausdruck« seiner Krankheit – sein Krankheits»bild« – in Gang setzt. Die »Sache« der Phänomenologie ist die konkrete Wirklichkeit dieses Dialogs und seiner – weitreichenden – Ergebnisse (weshalb ja auch die Soziologie einer Krankheit ihr Thema bleiben muß). Der innere Zusammenhang aller Verhaltensmöglichkeiten, die ein Ausdruck bei anderen »provozieren« kann, muß von einer gut durchgeführten phänomenologischen Analyse ebenso klargelegt werden wie der »Sinngehalt« dieses Ausdrucks selber, ja eine »sachliche« Beschreibung seines Sinngehaltes ist ohne Beschreibung des strukturellen Zusammenhanges, der inneren Logik dessen, was er »in der Welt« bewirken kann, notwendigerweise unvollständig. Deshalb kann man die hier vorgelegten Beschreibungen und Analysen auch nicht in vollem Sinne phänomenologisch nennen. Denn die Frage ist in ihnen noch weitgehend unbeantwortet geblieben, auf welche Weise man dem schizophrenen Ausdruck entgegnen kann.

# Teil III:

# Aberkennung und Anerkennung

# Kapitel 10

## Logik der Unverständlichkeit, Logik der Selbstverständlichkeit

### Der Disput um die Verstehbarkeit schizophrener Erfahrung

In den vorangehenden sieben Kapiteln war eine phänomenologische Analyse des Eindrucks versucht worden, den der Patient F.R. auf dem Höhepunkt seiner katatonen Krise bei mir, seinem damaligen Therapeuten, hinterlassen hatte. Nach Kräften hatte ich mich bemüht, und sogar mit einem gewissen Erfolg, diese Krise empathisch mitzuempfinden; bei den Versuchen, das so Mitempfundene in Begriffe zu kleiden, war ich jedoch immer wieder an der antipersonalen Anonymität ihres Ausdrucksgehaltes gescheitert. Das wirft die Frage auf, wie es kommt, daß man vom schizophrenen Ausdruck zwar angerührt wird, und dies sogar mit einer sonst kaum je antreffbaren Intensität und Eindringlichkeit, ohne daß aber dies Ergriffensein zu einer verallgemeinerbaren Verständigung darüber führt, was der Kranke gerade erlebt und wie er dies tut. Ich »verstand« also zwar – aber wenn ich dieses Verständnis für Dritte in Begriffe fassen wollte, glitt es mir sogleich aus den Händen, und ich mußte immer wieder zu einem neuen Versuch ausholen, um es genauer zu beschreiben.

Mit diesem Problem stand und stehe ich nicht allein. Viele Psychiater unterschiedlicher Schulmeinungen haben lange darüber gestritten, ob schizophrene Erfahrungen wie primäre Wahnideen, Denkzerfahrenheit oder gemachte Erlebnisse dem mitmenschlichen Verstehen überhaupt zugänglich seien. Während die Psychoanalyse (Freud 1923/1940, Benedetti 1976, Fromm-Reichmann 1978, Göppert 1954), die Daseinsanalyse (Binswanger 1957, Kunz 1931, Blankenburg 1958; 1965; 1971; 1991), die anthropologische Psychiatrie (Zutt 1963, Kulenkampf 1955), die Kommunikationstheorie (Bateson et al. 1969), Ciompis affektlogische Konzeption, die systemische Familientherapie (Selvini-Palazzoli et al. 1981) und schließlich auch die Antipsychiatrie (Laing 1967, Cooper 1971) dies – allerdings unter Zugrundelegung sehr unterschiedlicher Verstehensbegriffe – bejahten, beharrte die deskriptive Psychopathologie seit Jaspers (1913/1959) und Kurt Schneider (1955) – trotz Matusseks (1948, 1952, 1953) subtilen Einwänden – auf der prinzipiellen Uneinfühlbarkeit und Unverständlichkeit solcher Erfahrungen. Die Bedeutung dieser Kontroverse wird darin deutlich, daß die Psychopathologie eine ganze Reihe von Begriffspaaren gebildet hat, deren wichtigste Funktion gerade in der Abgrenzung von Verstehbarem und Unverstehbarem innerhalb des psychotischen Erlebens und Verhaltens lag. Dazu gehören die strukturanalytischen Unterscheidungen zwischen Erlebnis*inhalt* und Erlebnis*formen* (Jaspers 1913/1953), zwischen *Sosein* und *Dasein* von Symptomen (K. Schneider 1955), aber auch von »*pathoplastischen*« versus »*pathogenetischen* Faktoren« (Birnbaum 1919, 1923), und schließlich auch die dynamisierende Abgrenzung zwischen weiterhin als »primär« und unverständlich definierten schizophrenen *Grundstörungen* und ihren dem Verständnis durchaus erschließbaren intrapsychischen *Verarbeitungsformen* (u.a. Bleuler 1911, Ey 1963, Huber 1986). Obwohl damit ein differenzierterer Zugang zu schizophrenen Erfahrungen gewonnen war und die Grenze zu Unverständlichkeit und Uneinfühlbarkeit sich um ein Stück weiter nach vorne verschob, wurde sie dort, wo diese Unterscheidungen sie schließlich hinverlagert hatten, eher noch undurchdringlicher. Was, auf diese Weise abgegrenzt, jenseits eines möglichen Verstehens aus Persönlichkeit und lebensgeschichtlichen Umständen angesiedelt blieb, wurde von der deutschsprachigen klinischen Psychiatrie, von Kurt Schneider (1955) bis heute, dem naturwissenschaftlich definierten Erklärungsbereich der Biologie zugewiesen.

### Unverständlichkeit als Botschaft

Auf den offenkundigen Idealismus, der ungewollt hinter solchen Abgrenzungen zum Vorschein kommt – im impliziten Rückschluß nämlich, daß dem Verständnis und der Einfühlung zugängliche Erlebnisse und Erfahrungen einer biologischen Fundierung dann gar nicht bedürftig wären – will ich hier nicht eingehen und auch nicht auf den existentiellen Selbstwiderspruch, der entsteht, wenn man versucht, auch die eigene Subjektivität restlos in einer Funktion von wissenschaftlich definierbaren Naturprozessen aufgehen zu lassen. Kürzlich hat H.M. Emrich (1992) diesen Widerspruch auf den Punkt gebracht und – in Anlehnung an Fichte (1794) – auch einen philosophisch einleuchtenden Lösungsversuch dafür angegeben, indem er – wie lange vor ihm schon Engels (1972) – »Subjektivität« zu einem Wesenszug der Materie selbst erklärte. Beiseite lassen werde ich aber auch die schwer lösbaren Definitionsprobleme, was denn unter Begriffen wie »pathogenetische Faktoren« – im Gegensatz zu »pathoplastischen« – oder »Formen« von psychopathologischen Symptomen – im Gegensatz zu ihren »Inhalten« – zu verstehen sei, und ebenso die Zirkelschlüsse, die sich bei solchen Bestimmungsversuchen nicht selten ergeben. Und schließlich möchte ich auch keine eigenen Anstrengungen unternehmen, die Grenze des Verstehens und der Einfühlung schizophrener Phänomene noch ein Stück weiter zurückzudrängen oder gar neue Kriterien für die Bestimmung dieser Grenze anzugeben. Vielmehr will ich die Fragerichtung einfach umkehren und den – auf den ersten Blick selber paradox anmutenden – Versuch machen, das Phänomen der Unverständlichkeit und Uneinfühlbarkeit als solches zu »verstehen«, d.h. eben nicht bloß als Resultat noch unbekannter biologisch-kausaler Prozesse, aber auch nicht als etwas, hinter dem noch etwas anderes, eines Tages vielleicht doch als verstehbar Aufklärbares zum Vorschein kommen könnte. Statt dessen werde ich danach fragen, was denn die positive Botschaft von Unverständlichkeit selber ist, was sie selber bedeutet, und d.h. auch, ob es nicht einen generalisierbaren Sinn machen kann und gegebenenfalls welchen, wenn jemand eigenes ebenso wie fremdes Handeln und Erleben als prinzipiell unverständlich und uneinfühlbar konstituiert: etwa dadurch, daß er in manchen – oder in allen – seiner Akte Unverständlichkeit und Uneinfühlbarkeit produziert. Das zu Verstehende wäre dann *die Botschaft der Unverständlichkeit selber*, und nicht, was sich eventuell hinter ihrer Maske an doch noch Verstehbarem verbergen könnte. Die Lösung des Rätsels der Unverständlichkeit und Uneinfühlbarkeit wäre also nicht eine dahinter versteckte und aufzudeckende Klarheit und Deutlichkeit einer Bedeutung oder einer Beziehung, sondern vielmehr die Aufklärung des Sinngehaltes und der »Mechanik« *des Vorganges ihrer Unverständlichmachung selber*, als solcher, unabhängig davon, was sich an möglicherweise Verständlichem noch dahinter verbergen mag. Um Unverständlichkeit zu verstehen, käme es also gar nicht darauf an, irgendetwas hinter ihr Steckendes aufzudecken oder zu entschlüsseln. Der schizophrene »Code« wäre vielmehr selber als Unkenntlichmachung, als Annullierung jeglichen Verstehenkönnens, jeglicher Einfühlbarkeit, zu begreifen und somit auch als die Außerkraftsetzung jeglicher Möglichkeit von potentiell gültiger Codierung: unverständlich gemacht wird dabei nicht nur der eigene Seelenzustand, sondern alles Begegnende, ja schon die Möglichkeit seines Verstehens überhaupt.

### Paradoxalisierung als Prozeß

Was ist nun unter einem solchen Prozeß der Paradoxalisierung gemeint? »Paradox« bezeichnet bei XENOPHON einen »befremdlichen« und deshalb erläuterungsbedürftigen Sachverhalt, bei DEMOSTHENES überraschende, ja schockierende Behauptungen, bei Menander etwas Unerwartetes, Erstaunliches und Wundersames. Gegenbegriffe sind »endox« – was allgemein anerkannt und mit der Meinung der meisten übereinstimmend bedeutet, aber auch – schon bei ARISTOTELES – »orthodox« (RITTER und GRÜNDER 1989).

In der traditionellen Logik besagt paradox einen »... Satz, der kontradiktorisch ist oder in Widerspruch zu anerkannten Tatsachen steht bzw. zu stehen scheint« (RITTER und GRÜNDER 1989). Der Begriff der Paradoxie hat eine Verwandtschaft zu demjenigen der Antinomie, aber auch demjenigen des Absurden. WITTGENSTEIN (1984a) erklärt das Zustandekommen von

Paradoxien (u.a.) daraus, daß der Unterschied zwischen *sinnbestimmenden* (topologisch-grammatischen) Sätzen (die jenseits aller Begründungen als gewiß anerkannt werden müssen) und *sinnverwendenden* Sätzen (die innerhalb des von den ersteren abgezirkelten Feldes empirisch als wahr oder falsch überprüft werden können) nicht respektiert wird (s. dazu auch FISCHER 1987, S. 60 f.). – LUHMANN (1984) benennt Paradoxien funktional als »Verlust der Bestimmbarkeit, also der Anschlußfähigkeit für weitere Operationen«.

In unserem Zusammenhang meint »Prozeß der Paradoxalisierung« genau dies Wegnehmen der »Bestimmbarkeit der Anschlußfähigkeit für weitere Operationen« und damit die Herstellung von so etwas wie Singularität – durchaus in Analogie zu dem, was die Astrophysiker unter diesem Begriff verstehen (HAWKING 1988). Wie die traditionelle Logik sich um die Auflösung von Widersprüchen bemüht, wäre eine paradoxalisierende, singularisierende Antilogik denkbar, die eine gleiche, ihr spiegelbildliche Anstrengung an deren Herstellung wendet: genauer, an die Herstellung der Bedingungen für das Widersprüchlich-Unbestimmbar-Anschlußunfähig- und damit Singulär-Werden. Ansätze dazu finden sich z.B. bei DELEUZE und GUATTARI (1972, S. 50, 1980, S. 31 ff.). Eine solche Anstrengung verlangt vom »Gesunden« allerdings eine erhebliche Kraft: denn er muß fortlaufend die »natürliche Einstellung« auf immer wieder zustande kommenden »Bestimmungen« und »Anschlußstellen« annullieren. Die gleiche Kraft kostet es aber auch einen Schizophrenen, die Dimension von »Bestimmbarkeit« und »Anschlußfähigkeit« als Grundlage von konkreten Bestimmungen und Anschlüssen überhaupt erst herzustellen (BLANKENBURG 1958, 1971). Die Psychoanalyse ihrerseits hat die Herstellung von Anschlußunfähigkeit und Singularität als Regression auf die Ebene eines »primären Narzißmus« (FREUD 1915/1946, S. 138 f.) definiert und damit der *strukturellen* Betrachtungsebene eine *entwicklungsgeschichtliche* hinzugefügt. Die Kommunikationstheorie schließlich (BATESON et al. 1969) versucht, widersprüchliche Erwartungen vor allem der Eltern für die Entstehung einer »Beziehungsfalle« verantwortlich zu machen, in welcher dem darin Gefangenen, wenn dieser als handlungsfähiges Subjekt psychisch überleben will, in seinen Beziehungen zu anderen nur noch paradoxe Verhaltens- und Erlebnisweisen möglich sind.

Von diesem Problemaufriß her lassen sich nun auch die nächsten Fragen formulieren:

1. Wie weit läßt sich das Schizophrene, so wie es uns entgegentritt (als Eindruck, als verbal oder averbal kommunizierte Botschaft), als singularisierendes Resultat eines Prozesses von Paradoxalisierung verstehen?
2. Welche Bedingungen müssen für einen solchen Prozeß der Paradoxalisierung erfüllt sein, an welchen Strukturen der Vermittlung von Botschaften setzt er an?
3. Welche Struktur hat ein solcher Akt der Paradoxalisierung? Steht ihm ein ihm symmetrischer Akt, der Verständlichkeit und Einfühlbarkeit überhaupt erst ermöglicht und der von der Paradoxalisierung ausgeschaltet wird, gegenüber, ein Akt, den man in Weiterentwicklung des HUSSERLschen (1939/1948) Ansatzes als »Endoxalisierungsakt« bezeichnen könnte?
4. Welchen subjektiven Sinn kann ein solcher Prozeß der Paradoxalisierung, welcher umgekehrt der endoxalisierende Prozeß einer Inkraftsetzung von Verständlichkeit und Einfühlbarkeit haben?

## Außerkraftsetzung der Vernunftsspielregeln

Wir hatten eben gesehen, daß es gar nicht einfach ist, zu Paradoxalisierungen zu gelangen, die schon die Möglichkeit jedweden Verstehens als solche aufheben. Im nächsten Anlauf möchte ich deshalb zu klären suchen, wie, auf *welche Weise* Unverständlichkeit, Uneinfühlbarkeit, Inadäquanz, Unbezogenheit erzeugt werden können, *ihr Fabrikationsgeheimnis* gewissermaßen. Einleitend läßt sich sagen, daß dazu nötig ist, die Regeln außer Kraft zu setzen, die Verständlichkeit, Einfühlbarkeit, Adäquatheit und Bezogenheit gemeinhin garantieren. Aberkannt, ausgesetzt werden müssen die Verknüpfungen, durch die Verständlichkeit,

Einfühlbarkeit, Adäquanz und Bezogenheit zustande kommen. Solcher Verknüpfungen gibt es sehr viele; ich kann hier nur die Außerkraftsetzung von einigen wenigen zu demonstrieren versuchen. Zu ihnen gehören die fundamentalen Sätze der formalen Logik, wie der Satz der Identität, der Satz vom Widerspruch, der Satz vom zureichenden Grunde usw. Hierzu gehören aber auch die Gesetzlichkeiten, denen in raumzeitlichen Verhältnissen erscheinende Gegenstände unterworfen sind, z. B. Gleichzeitigkeit und Nacheinander, Verströmen und Anhalten (HUSSERL 1928/1980), Ausgedehntheit und Punktualität, Anfang und Ende, Innen und Außen, Durchlässigkeit und Abschottung, Vorläufigkeit und Endgültigkeit. Ferner müßte man noch hinzurechnen die Dialektiken von Subjekt und Prädikat, von Signifikat und Signifikant, von Subjekt und Objekt, Aktiv und Passiv, Innen und Außen, Dasein und Welt, Ich und dem anderen, Alles und Nichts, und nicht zuletzt auch noch diejenige von Sinn und Bedeutung – wobei manche von diesen Begriffspaaren sich natürlich auch überschneiden. Auf einer Meta-Ebene kämen noch, aus der Perspektive WITTGENSTEINS (1984a, 1984b, 1984c), die sprachlogischen Grundunterscheidungen zwischen Sätzen des Sprachspiels (seine gesetzten Regeln) und Sätzen (Zügen) *in* diesem Spiel hinzu. Gemeint ist mit der Außerkraftsetzung dieser Zusammenhänge nicht bloß, daß gegen die sie regierenden Verwendungsregeln und Gesetze verstoßen wird oder aber, weil die entsprechenden kognitiven oder sensoriellen Voraussetzungen nicht gegeben sind, diese Regeln und Gesetze nicht fehlerlos befolgt werden können. Um den Eindruck des Schizophrenen – oder, um mit den Daseinsanalytikern zu sprechen, eine »schizophrene Seinsweise« – entstehen zu lassen, müssen sie vielmehr als solche, als gültige und verbindliche Zusammenhänge überhaupt, als Dimensionen und Kategorien außer Kraft gesetzt werden. Geschieht eine solche Außerkraftsetzung, dann kann man sich zwar immer noch in ihnen bewegen und ihre Regeln befolgen – aber es ist dafür kein zwingender Grund mehr da. Folgt man der linguistischen Wendung der Philosophie, so könnte man mit WITTGENSTEIN (1984a, S. 476) sagen, daß die alle Begründungen beendende Entscheidung: »dieses Sprachspiel wird gespielt« – vom Schizophrenen eben *nicht* getroffen wird. Vielmehr wird bei jedem vorgeschlagenen Sprachspiel die Entscheidung getroffen, es *nicht* – jedenfalls nicht notwendig *regelverbindlich* – zu spielen.

## Signifikat und Signifikant, Botschaft und Medium

Ich möchte eine solche Außerkraftsetzung von Verständlichkeit fundierender Beziehungen zunächst am Beispiel des Sprachverständnisses und der Sprachproduktion vorführen. Außer Kraft gesetzt würde hier die fundamentalste Beziehung der Sprachgenese, diejenige von *Signifikat* und *Signifikant* (DE SAUSSURE 1915/1986). Dies Begriffspaar entstammt der strukturalen Linguistik: mit Signifikat ist die Botschaft gemeint, die sprachlich befördert, vehikuliert werden soll, mit Signifikant das Vehikel, das solche Botschaften aufnimmt. Auf einer ersten konkreteren Ebene des Sprechens und Vernehmens wären als Signifikanten die elementaren, potentiell bedeutungsunterscheidenden Lautbildungen, die *Phoneme*, zu verstehen, auf der Ebene des Schreibens und Lesens die *Schriftzeichen* als potentiell bedeutungstragende und unterscheidende räumliche Konfigurationen. Den Signifikanten lassen sich schließlich auch noch die bedeutungsartikulierenden *grammatikalischen* und *syntaktischen* Regeln zurechnen. Signifikate – die zu befördernden Botschaften – wären im Falle der gesprochenen Sprache ebenso wie bei der ideographischen Schriftsprache die *Wortbedeutungen* – also der *Begriff*, die *Vorstellung* von Tisch, Stuhl, Freund, von rot, böse, durch, mit, gegen, etc., aber auch die *Satzbedeutungen*, die die Beziehungen zwischen den Wortbedeutungen vermitteln und diese damit – aus ihrem Kontext – erst präzisieren. Im Fall von alphabetischen Schriften wäre allerdings schon dasjenige bereits Signifikat, was soeben – in der gesprochenen Sprache – noch Signifikant war – nämlich der *Laut*. Aber auch umgekehrt: dasjenige, was zunächst in bezug auf die Laute noch Signifikat war, nämlich die ihnen zugeordnete Wortbedeutung, kann seinerseits zu einem Signifikanten, einem Bedeutungsträger werden: dann nämlich, wenn vermittels vorgegebener lexikalischer Wortbedeutungen und grammatikalischer Strukturen eine ganz bestimmte, individuell und situativ bestimmte Botschaft, d.h. eine *aktuelle*, erstmalig auftauchende, und insofern bislang einmalige Bedeutung also, durch sie vehikuliert werden soll. Die Beziehung zwischen beiden, Signifikat und Signifikant, ist demnach nicht lediglich als arbiträre Verknüpfung von Bedeutungen mit »bedeutungsfreiem« Material zu fassen. Sie läßt sich überhaupt nicht als eine statische Beziehung definieren, sie hat vielmehr einen dynamischen und – hier zögere ich ein bißchen – wohl auch einen dialektischen Charakter (so z.B. auch bei LACAN 1967). Das gleiche gilt m.E. auch für alle anderen Grundbeziehungen, die Verständlichkeit ermöglichen und von denen noch die Rede sein wird.

Eine solche – dynamische – Beziehung von Signifikat und Signifikant, von Botschaft und Vehikel, moderner ausgedrückt, von Botschaft und Medium, kann nun auf jeder ihrer Verknüpfungsebenen außer Kraft gesetzt werden: so, daß eine aktuelle, situativ einzigartige Botschaft nicht mehr in gängige Worte *und* Satzstrukturen gekleidet wird; so, daß Wortbedeutungen nicht mehr in grammatikalischen Fügungen, als Sätze artikuliert, erscheinen; so, daß Silben sich nicht mehr zu Worten verbinden, und schließlich so, daß »Sagen-Wollen« nur noch mit Produktion von unartikulierten Lauten verbunden ist, z.B. im Schreien und Ächzen, oder Schreiben-Wollen nur noch mit Kritzeln: d.h. auf der Ebene, wo die *Dimension* von Wort- oder Buchstabenbedeutungen überhaupt erst mit den *Dimensionen* von Klang oder räumlicher Konfiguration verknüpft wird.

Solche Verknüpfungen werden in verschiedenartigen sog. cerebralen Werkzeugstörungen, wie Aphasien, Agnosien und Apraxien *materiell unmöglich* gemacht. Hier können der sensomotorische und der kognitiv-begriffliche bzw. sprachliche (grammatisch-semantische) Erfahrungsanteil nicht – oder nur unvollkommen – miteinander verbunden werden, wobei die Ursache dieser Störungen in einer Beeinträchtigung der cerebralen Strukturen liegt, die diese Verknüpfungen tragen und dementsprechend zur ungestörten Aufrechterhaltung von Leistungen wie Erkennen, Sprechen und Handeln unabdingbar sind. Schizophrene sind hingegen zu dieser Art von Verknüpfungen in manchen Situationen durchaus noch in der Lage – nur in anderen eben nicht. Das sie ermöglichende materielle Substrat kann bei ihnen deshalb auch nicht bleibend beeinträchtigt sein. Solche Verknüpfungen verlieren aber in manchen Situationen ihre Verbindlichkeit für sie, den Bezug zu ihrem Sinn. Um diesen Unterschied herauszustellen, spreche ich davon, daß sie – als materiell immer noch mögliche – »außer Kraft gesetzt« werden.

Meine These lautet nun, der Eindruck des Schizophrenen entstehe nicht dadurch, daß alle – oder einige – solcher Beziehungen einfach verfehlt werden, sondern vielmehr dadurch, daß ihr Verknüpfungsmodus: daß es sich *hier* und *jetzt* überhaupt um vermittelbare Botschaften handelt, daß *Botschaften* also *vermittelbar sind*, aber auch *vermittelt werden müssen* – entweder *für alle,* oder in Hinblick auf *nur einzelne Botschaften – aufgehoben wird,* und zwar, was die *Gültigkeit* und *Verbindlichkeit* dieses Verknüpfungsmodus angeht. Dadurch gewinnen Sprache und Schrift einerseits den Charakter von Beliebigkeit und Unverbindlichkeit, andererseits aber auch von gequälter Angestrengtheit: dort, wo die Aufhebung der Gültigkeit und Verbindlichkeit dieser Beziehung erlitten wird und gleichwohl Versuche gemacht werden, sie zu restituieren. Dies kann auch dort der Fall sein, wo eine solche Aufhebung der Gültigkeit und Verbindlichkeit dieses Verknüpfungsmodus zunächst zauberlehrlingshaft selber hervorgebracht wurde.

Man könnte also versuchen, den »Ausdruck« des Schizophrenen als Signal, als Kundgabe dessen zu beschreiben, daß in ihm die Gültigkeit und Verbindlichkeit der Beziehungen zwischen Botschaft und Vehikel, oder, modischer ausgedrückt, zwischen Botschaft und Medium, nicht anerkannt wird. Diese Nichtanerkennung betrifft aber auch die anderen Grundvoraussetzungen von Intersubjektivität, wie die Beziehungen zwischen Subjekt und Objekt, zwischen Ursache und Wirkung, zwischen Handlung und Resultat, zwischen Identität und Differenz, zwischen Aktiv und Passiv, zwischen Innen und Außen, zwischen Dasein und Welt, zwischen Unbewußtem und Bewußtsein, zwischen Sinn und Bedeutung. Nicht anerkannt wird – oder kann nicht werden -, daß eine verbindliche Beziehung zwischen ihnen überhaupt möglich ist. »*Verbindliche* Beziehung« besagt hier, daß ihr der Charakter als Regel, als grammatischer Satz belassen und sie, was ihre dimensionale Struktur angeht, nicht zu einem empirisch verifizierbaren oder falsifizierbaren Aussagesatz gemacht wird.

## Sinn und Bedeutung

Ich werde jetzt versuchen, die jeweiligen Pole wenigstens einiger dieser verschiedenen Beziehungen auf einen gemeinsamen Nenner zu bringen und diesen dann etwas näher zu beschreiben. Man könnte bei den meisten dieser Begriffspaare auf der einen Seite von subjektzentrierten, auf der anderen Seite von objektzentrierten Begriffen sprechen. Dies ist kein Zufall: geht es doch in ihnen immer auch um die Beziehung der »Innerlichkeit« eines Subjekts zum anderen und zur Welt. Am besten läßt sich das an der Beziehung von Sinn und Bedeutung exemplifizieren.

Meine Verwendung dieses Begriffspaares lehnt sich am ehesten noch an die Bestimmungen an, die LEONTJEW (1973, S. 222 ff.) ihnen gab. »*Bedeutungen*« sind ihm zufolge historisch entstandene, verallgemeinerte Gegenstands- oder Beziehungsbegriffe, die einer Kultur- oder Sprachgemeinschaft gemeinsam sind. Unter »*Sinn*« ist das individuelle Interesse *an*, die individuelle »Perspektive« *auf* diese Bedeutungen zu verstehen. So spricht LEONTJEW auch von einem »persönlichen« Sinn, der den gattungshaft »biologischen« Sinn überformt. FREGES (1892/1966) Unterscheidung, die Bedeutungen als ideale, reine, mathematisierbare Objektivitäten faßt, Sinn demgegenüber als beschränkte, oft subjektive Perspektiven bzw. Gegebenheitsweisen von solchen mathematisierbaren Objektivitäten, ließe sich durchaus in eine solche Sichtweise einordnen – wenn man die von ihm vernachlässigte historische Dimension der Bedeutungen hinzudenkt. CARL SCHNEIDER (1930) unterscheidet »reine« von »empirischen« Bedeutungen, die »reinen« kommen FREGES Bedeutungen, die »empirischen« dessen Sinnbegriff nahe. Auch PAULEIKHOFFS (1954) Unterscheidung von Bedeutungs- und Beziehungswahrnehmungen bei der Analyse verschiedener Typen von Personenverkennungen läuft letztlich auf diejenige von Bedeutung und Sinn hinaus.

Ich präzisiere Sinn nun weiter als dasjenige, was mich in einem gegebenen Augenblick und an einem gegebenen Ort dazu bringt, mich gattungs- und gesellschaftsgeschichtlich entstandenen verallgemeinerten Bedeutungen in einer bestimmten Art und Weise zuzuwenden. Sinn ist für mich also in Weiterentwicklung der LEONTJEWschen Sichtweise dasjenige, worum es demjenigen, der reden, sich ausdrücken, handeln will, letztlich geht – noch bevor es in Worte oder Gesten gekleidet oder gar in bestimmte Tätigkeiten umgesetzt worden ist. HUSSERL (1939/1948) nannte so etwas »Intentionalität«, HEIDEGGER (1927) das »Worumwillen« des Daseins. LACAN (1967) spricht vom »Wunsch«, dem er das »Gesetz« bzw. den »*Namen* des Vaters« gegenüberstellt. Eine strukturelle Verwandtschaft besteht auch zu FREUDS (1911/1945, S. 311) Begriff der libidinösen Besetzung von Objekten. Dabei bin ich mir bewußt, daß die Begrifflichkeit der genannten Autoren aus anderen Zielsetzungen und z.T. auch in anderen Kontexten herausgearbeitet wurden. Gleichwohl ist ihnen allen dabei das gleiche Phänomen, das ich hier als »Sinn« benenne, entgegengetreten, sobald sie sich Gedanken darüber machten, wie Innen und Außen, Dasein und Welt, Trieb und Erkenntnis, Subjekt und Objekt miteinander verknüpfbar sind. In jedem Falle geht es dabei um die Beziehung des Subjektes zu den von ihm wahrgenommenen – und erkannten – Bedeutungen. Hüten muß man sich allerdings vor der Vorstellung, daß mit »Sinn« hier bereits ein ausdrücklich formulierter bewußter Lebensentwurf zu verstehen wäre, der damit auch schon etwas von einer reflektierten und damit ansatzweise auch schon objektivierten Bedeutung an sich hätte. Will ich Sinn ohne eine solche Bedeutungsstrukturierung und -objektivierung erfassen, so muß ich ihn einschränkend und präzise als dasjenige verstehen, worum es jemandem hier und jetzt, in einer bestimmten Situation geht, ja als dasjenige, daß es für ihn überhaupt etwas gibt, worum es ihm in einer bestimmten Situation, in einem Hier und Jetzt letztlich gehen kann. Ich nenne diese Art Sinn einen *subjektiv-situativen Sinn*, dasjenige, was mich, so wie ich jetzt und hier gerade bin, dazu bringt, etwas zu wollen, etwas zu sagen, aus sich herauszugehen, etwas zu tun. Ein solcher subjektiv-situativer Sinn ist begrifflich noch unartikuliert und dementsprechend auch noch nicht an irgendwelche Wortstellungen gebunden (FREUD 1923/1940, S. 247, VYGOTSKIJ 1934/1986, S. 291). So ließe sich durchaus auch sagen, daß er »dem Unbewußten« – oder mit SARTRE (1943, S. 395) und MERLEAU-PONTY (1945, S. 235 f.) dem mit »Schweigen übergangenen« Bereich des »Körpers« – im Sinne des »corps phénomenal« – entspringt.

Um verständlich, mitteilbar und auf eine geregelte Weise wirksam zu werden, steht einem solchen subjektiv-situativen Sinn ein Spektrum verallgemeinerter, d.h. für alle oder doch einer bestimmten Menschengruppe gemeinsamer *Bedeutungen* gegenüber: die sprachlogischen Verknüpfungsregeln, die Wort- und Satzbedeutungen, im Ausdrucksbereich bestimmte mimische und gestische Schablonen, die ebenfalls bedeutungsträchtig sind, indem sie zum Beispiel Freude, Trauer, Schmerz, Wut usw. in verständlicher Weise anzeigen können. All diese Bedeutungen sind weder beliebig veränderbar noch ganz starr vorgegeben. Sie haben sich – aufbauend auf evolutionsgeschichtlich zustandegekommenen, artspezifisch-erbgenetischen Verankerungen – aus den Resultaten gesellschaftlich vermittelter Tätigkeiten, aus gemeinsamer Arbeit zum Zweck einer gesamtgesellschaftlich getragenen Lebensbewältigung ergeben (HOLZKAMP 1983) und werden durch jeden Beitrag zu dieser sowohl bestätigt als auch ständig verändert. Beim Menschen, wo sie über Generationen hinweg, durch mündliche und schriftliche Überlieferung, aber auch durch produzierte Gegenstände, z.B. Werkzeuge, aufbewahrt werden können, haben diese Bedeutungen also eine weit zurückreichende, lange Geschichte: sie sind irgendwann einmal entstanden, haben sich immer weiter modifiziert, bis sie schließlich, von den gegenwärtig Lebenden kognitiv angeeignet, ihren aktuellen Stand bei einem Individuum erreicht haben. Diese Geschichte läßt sich in Perioden gattungsgeschichtlich-evolutiver und solche gesellschaftsgeschichtlicher Dominanz untergliedern (Holzkamp 1983). Jeder von uns verfügt über ein Register solcher ererbter bzw. kognitiv angeeigneter, erlernter Bedeutungen. Das gilt sowohl für Gegenstands- als auch für Beziehungsbedeutungen. Solche Bedeutungen sind aber auch nichts Abstraktes oder rein Begriffliches. Vielmehr handelt es sich bei ihnen immer um *potentielle Tätigkeitsbedeutungen* (Leontjew 1973) bzw. um *»verallgemeinerte Handlungsmöglichkeiten«* (Holzkamp 1983) – wobei mit Tätigkeit bzw. Handlung hier die ganze Dimension von Tun und Lassen gemeint ist: So verstandene Bedeutungen laden die Individuen dazu ein, sich mit ihnen zu befassen, mit ihrer Hilfe etwas Bestimmtes zu tun – oder sie zeigen an, daß man dies im Moment eben gerade nicht braucht. So fordert ein Bleistift mich dazu auf, zu schreiben, ein Stuhl dazu, sich auf ihn zu setzen, eine chemische Formel dazu, einen Stoff zu identifizieren, ihn als mit anderen verwandt oder von anderen verschieden zu erkennen, oder aber auch, ihn zu produzieren oder zu verändern. Umgekehrt zeigt ein Sonnenuntergang an, daß des Tages Arbeit nun getan ist und man sich deshalb – befriedigt – ausruhen kann. So fordert eine grammatikalische Regel mich dazu auf, Worte in einer ganz bestimmten Art und Weise zusammenzufügen, ja, sie versetzt mich so lange in Unruhe, wie mir das noch nicht gelungen ist. Umgekehrt lädt ein schon perfekter Text dazu ein, sich seiner Schönheit und Genauigkeit einfach zu überlassen. Allen diesen Bedeutungen eignet, daß sie verallgemeinert – für alle, oder aber wenigstens für eine bestimmte Gruppe von Menschen – verständlich und nachvollziehbar sind. Eine solche Verallgemeinbarkeit ist von Bedeutungen für Menschen gar nicht wegzudenken, ohne sie würden Bedeutungen als Verständigungsmittel für aufeinander angewiesene Tätigkeiten unbrauchbar. Sie dienen dazu, eine gemeinschaftliche, gesamtgesellschaftlich vermittelte Lebensbewältigung einer Gruppe von Menschen zu ermöglichen, deren Mittel historisch, über Generationen hinweg, aufbewahrt werden können. Bedeutungen sind somit allgemein (und das heißt auch allgemein verständlich), sie sind geschichtlich, sie sind in ihrem Wesen Wunsch-, Tätigkeits- oder Befriedigungsbedeutungen (Wulff

1989) und schließlich sind sie – was ich in diesem Zusammenhang nicht näher ausführen kann – zunächst nicht aktuell, sondern virtuell: sie erscheinen in der Gegebenheitsweise von angebotenen Möglichkeiten: man kann ihren Aufforderungen und Handlungsanweisungen nachkommen – oder auch nicht (Holzkamp 1983).

## Teilhaftigkeit und Empfänglichkeit

Solche historisch (durch die Tätigkeit oft von Generationen) entstandenen, allgemein verständlichen und kulturell aufbewahrbaren Bedeutungen haben »normalerweise« die Eigenschaft, daß sie mit subjektiv-situativem Sinn belegt werden können, sie sind für einen solchen subjektiv-situativen Sinn empfänglich, auf ihn hin ausgelegt. Sie sind »normalerweise« von vornherein auf mögliche Sinnerfüllung bezogen. Bedeutungen sind also »normalerweise« immer *Bedeutungen für einen möglichen Sinn.* Und subjektiv-situativer Sinn hat seinerseits »normalerweise« die Eigenschaft, daß er nicht stumm, wortlos, unvermittelt bleiben muß, sondern sich in allgemein verständlichen Bedeutungen auch zu Wort melden, d.h. sich verständlich machen kann. Er ist »normalerweise« auf verallgemeinerte Bedeutungen bezogen und in ihnen – zumindest aber bezogen auf sie – überhaupt erst formulierbar, vermittelbar. Sinn ist also »normalerweise« immer *Sinn von Bedeutungen.* Diese gegenseitige *Empfänglichkeit* und Aufeinanderbezogenheit von Sinn und Bedeutung, bringt es auch mit sich, daß die beiden Worte oft synonym verwandt werden und es schwierig ist, ihren Unterschied herauszustellen. Sie tendieren auf Identifikation, es bedarf einer gewissen Anstrengung, sie gedanklich und begrifflich auseinanderzuhalten (LEONTJEW 1973, S. 222). Man kann das auch so ausdrücken, daß allgemeine Bedeutungen die Tendenz haben, sich selbst in Richtung auf subjektiv-situativen Sinn zu übersteigen, und genauso natürlich hat auch Sinn umgekehrt die Neigung, sich selbst auf Bedeutungen hin zu transzendieren. Der schizophrene Wahnsinn hebt nun diese wechselseitig empfängliche Transzendenz von Sinn und Bedeutung auf. Dies besagt wiederum, daß eine solche wechselseitige Transzendenz nicht unter allen Bedingungen vorausgesetzt werden kann.

Und das wiederum läßt es erwarten, daß es eine besondere, gemeinhin unter der Selbstverständlichkeit der genannten Transzendenzbeziehungen verborgene Leistung geben muß, durch die diese Transzendenzbeziehungen zustandegebracht werden. Eine solche Leistung bringt allerdings nur ein einziges Resultat hervor: nämlich die »selbstverständliche« Gültigkeit und Verbindlichkeit der genannten Transzendenzbeziehungen. Sie läßt sich somit nur als *Anerkennungsleistung* einer solchen *gegenseitigen Empfänglichkeit* (WULFF 1989), einer solchen Aufeinanderbezogenheit, einer solchen wechselseitigen Transzendenz von Sinn und Bedeutung (und von allen aus ihr abgeleiteten oder ihr strukturanaloges Subjekt-Objekt- bzw. Dasein-Welt-etc.-Beziehungen) bestimmen. Durch diese Anerkennungsleistung gewinnen solche Beziehungen erst die Möglichkeit von allgemeiner subjektiver Verbindlichkeit. Erst durch die Anerkennung der gegenseitigen Empfänglichkeit und Aufeinanderbezogenheit von Sinn und Bedeutung wird eine für alle Subjekte verbindliche mögliche Welt als potentiell sinnträchtig-verstehbare konstituiert, oder nochmal anders: nur so entsteht in der individuellen Erfahrung »Intersubjektivität«, die sinnbezogene *Teilhabe* von Subjekten an einer in verallgemeinerbare Bedeutungen gegliederten Welt. Diese Teilhabe ist allerdings immer nur eine »teilhafte« (auch im Sinne der Partikularität), ich kann diese Welt – sofern sie intersubjektiv bleiben soll – niemals als Ganze haben (WULFF 1992), sondern nehme sie immer nur aus meinem jeweiligen Standort, in ständig sich wandelnden Perspektiven »horizonthaft« wahr (MERLEAU-PONTY 1945, BLANKENBURG 1991).

## Das Sich-Gegeneinanderrichten von Sinn und Bedeutung

Meine These ist nun, daß in der Schizophrenie die Möglichkeit der Verbindlichkeit der Beziehung von subjektiv-situativem Sinn – dessen, worum es dem Subjekt in der jeweiligen Situation zu einem jeweiligen Moment letztlich geht – und verallgemeinerbaren, historisch gewordenen Bedeutungen abhanden kommt.

Sinn und Bedeutung sind nicht mehr füreinander empfänglich, ja sie werden in einem dissoziativen Akt füreinander unzugänglich und unempfänglich gemacht. Sie werden – als aufeinander bezogene Dimensionen von Dingen und Zusammenhängen – auseinander vertrieben. Geschieht dies, so kann Sinn nur unverständlich, Bedeutung nur sinnentleert sein. Und wenn wir uns nun den sinnrealisierenden und bedeutungsgeleiteten Akten von Individuen zuwenden, so bedeutet dies, daß in der schizophrenen Verrücktheit Sinnrealisierung nur mit der Unkenntlichmachung der Bedeutungen, an die Sinn sich heften will, einhergehen und Bedeutungsvergegenwärtigung umgekehrt zwangsläufig nur Sinnannullierung hervorrufen kann. Wenn Adorno (1966) diesen Begriff nicht schon mit einem ganz anderen Gehalt okkupiert hätte, würde ich sagen, daß die Verrücktheit eine negative, destruierende Dialektik zwischen Sinn und Bedeutung in Gang setzt, eben in Richtung auf ihre immer vollständigere gegenseitige Durchkreuzung und Annullierung. Diese destruierende Dialektik ist m.E. nach das Wesen dessen, was Jaspers (1913/1953) als »psychischen Prozeß«, bei Schizophrenen als »Veränderung des Seelenlebens ohne Zerstörung«, beschrieben hat – wobei er mit »Zerstörung« in diesem Zusammenhang – einschränkend – eine irreversible Zerstörung im Sinne einer Läsion zentralnervöser Strukturen meint.

## Anerkennung und Aberkennung als Intersubjektivität setzende oder durchkreuzende Akte

Diese These lasse ich einstweilen so stehen und frage jetzt genauer nach dem Aufbau der Akte, die die Dimensionen von Sinn und Bedeutung füreinander empfänglich machen bzw. sie umgekehrt gegeneinander richten, so daß sie sich voneinander abstoßen und letztlich gegenseitig annullieren. Benennen lassen sich diese Akte als An- bzw. Aberkennungsakte (Hegel 1807/1973, Wittgenstein 1984c, Levinas 1971/1992) einer solchen Teilhaftigkeitsbeziehung von Subjekten (genauer: von deren subjektiv-situativem Sinn) an einer in verallgemeinerbare

Bedeutung gegliederten Welt, verkürzt ausgedrückt, eben als An- oder Aberkennungsakte von Intersubjektivität. Die An- und Aberkennung bezieht sich dabei auf alle fundierenden Strukturen einer solchen Beziehung von Subjekt und Welt, auf die Beziehung von Sinn und Bedeutung und Signifikat und Signifikant, die wir schon abgehandelt hatten, sowie auf diejenige von Subjekt und Objekt, diejenige von Aktiv und Passiv, diejenige von Innen und Außen, von Gleichzeitigkeit und Nacheinander, von Spielregeln und Spielzügen usw.

Der *Akt* der Anerkennung von Intersubjektivität hat nun, ebenso wie der Akt ihrer Aberkennung besondere Eigenarten, die ich jetzt skizzenhaft zu umreißen versuche:

1. Weder ist er eine *Handlung*, die bestimmte materiell greifbare Resultate bewirkt; noch ein *Erkenntnisakt*, der etwas bisher Verborgenes bis zu einem gewissen Grade enthüllt oder bisher unklar und verschwommen Gegebenes auf einen schärferen Begriff bringt. Vielmehr besteht er aus gar nichts anderem als aus der *Bejahung* – oder *Verneinung* – dessen, was gerade hier und jetzt als (vor-)gegeben erscheint: und zwar im Hinblick darauf, ob es sich bei diesem um eine potentiell subjektiv sinngetragene Bedeutung bzw. eine potentiell verallgemeinerbare und damit bedeutungshafte subjektive Sinnträchtigkeit handelt oder nicht. Anerkannt oder aberkannt wird in jedem einzelnen Akt – und zwar *in jedem einzelnen eigenen Akt und in jedem einzelnen Akt anderer, fremder Subjekte* –, daß es sich dabei um einen subjektgetragen-objektbezogenen Akt handelt; und zwar um einen solchen, der auf entsprechende Akte anderer und vorangegangene eigene – sowie deren Resultate – *ständig Bezug nehmen kann.* Dementsprechend wird damit bei jedem Gewahrwerden eines Gegenstandes, aber auch bei jeder Beziehung zwischen Gegenständen entschieden, ob sie in ein subjektgetragen-objektbezogenes – vereinfacht ausgedrückt, intersubjektives – Verhältnis, genannt Welt, eingebettet sind oder nicht.

2. Für die Entscheidung, den Zusammenhang von Sinn und Bedeutung, Subjekt und Objekt, Botschaft und Medium, Akt und

Resultat als potentiell verbindlich anzuerkennen oder nicht, gibt es keinen formallogisch zwingenden Grund: außer demjenigen, daß ohne eine solche Anerkennung eine allgemeinverständliche und zugleich potentiell sinnerfüllte intersubjektive Welt und damit eine von Subjekten getragene Vernunft gar nicht zustande kommen kann. Es handelt sich bei einem solchen Anerkennungsakt also nicht um einen durch die formale Logik oder Ästhetik (im KANTschen Sinne 1781/1974) fundierbaren Akt, sondern vielmehr um einen solchen, der eine intersubjektiv fundierte Logik überhaupt erst möglich macht: *um einen diese begründenden, fundierenden und in diesem Sinne transzendentalen Akt menschlicher »Freiheit«.* Wie bereits vorhin erwähnt, könnte man bezüglich solcher transzendentallogischer Anerkennungsakte in Anlehnung an HUSSERL (1939/48) von »*Endoxalisierungen*« sprechen, denen man die *paradoxalisierenden* Aberkennungsakte des Wahnsinns entgegensetzen kann. In seinem Spätwerk »Erfahrung und Urteil« hatte HUSSERL ja gezeigt, daß alle logisch begründeten Urteilsakte in der Erfahrung einer »*Urdoxa*«, in einem »*Urglauben*« oder »Urvertrauen« in die Intersubjektivität der Welt fundiert sind. Entsprechend sieht WITTGENSTEIN (1984c, S. 253) in der *Grammatik,* seinem intersubjektives Verstehen erst ermöglichenden Grundbegriff, letztlich ein *Glaubenssystem*, am Ende des begründeten Glaubens steht bei ihm der unbegründete Glauben an die *Grammatik* der *Lebensform* (dazu auch FISCHER 1987).

3. Eben weil es sich nicht um begründete, sondern um be- bzw. entgründende, reine Bejahungs- und Verneinungsakte handelt, die sonst nichts hervorbringen, weder ein materielles Ergebnis noch eine zusätzliche, prädizierbare Erkenntnis, gehorchen sie *dem Satz des ausgeschlossenen Dritten*. Somit würde der paradoxalisierende Akt der Aberkennung einer solchen Urdoxa – eines »Urglaubens« an die mögliche Verbindlichkeit der Aufeinanderbezogenheit von Sinn und Bedeutung, Dasein und Welt, Subjekt und Objekt, Innen und Außen, Grund und Wirkung – immer schon dort einsetzen, wo ihre endoxalisierende Anerkennung nicht mehr vollzogen wird – oder nicht mehr vollzogen werden kann. *Alles Begegnende wäre also hinsichtlich seiner Einbettung in eine intersubjektive*

*Welt, in eine potentiell sinnträchtig-bedeutungshafte Beziehung entweder an- oder aberkannt.*

4. Nun ist diese An- oder Aberkanntheit aber auch nicht losgelöst von den Akten, die sie hervorbringen, konservierbar, da es sich um rein subjekthafte Akte der Freiheit, im KANTschen Sinne der *praktischen Vernunft* handelt, die weder ein handgreifliches Ergebnis noch eine neue Erkenntnis hervorbringen. Endoxalisierungsakte können so immer nur grenzwertige »Resultate« zeitigen. Anerkanntheit bleibt somit an den ständigen Vollzug des Anerkennungsaktes selbst gebunden. Wo dieser aussetzt, kommt es auch schon zur – aberkennenden – Paradoxalisierung. Man könnte dies auch so ausdrücken: ein solcher »anerkennender« Endoxalisierungsakt muß alle meine anderen psychischen Akte begleiten können, wenn diese nicht in Wahnsinn umschlagen sollen. Aus einer anderen, der Transzendentalphilosophie entlehnten Perspektive könnte man auch sagen, daß es sich um Akte handelt, die die Begriffe der theoretischen Vernunft an diejenigen der praktischen Vernunft anschließen.

5. Der endoxalisierende Anerkennungsakt hat, wie wir sahen, einen reinen Bejahungscharakter. Er bejaht die Eingebettetheit einer Bedeutung in eine intersubjektive Welt, was nichts anderes heißt, als daß sie – gerade in ihrer Allgemeinheit – mit subjektiv-situativem Sinn besetzt werden kann, fügt dieser Bedeutung aber nichts weiteres Bedeutungshaftes, kein einziges weiteres Merkmal hinzu. Eine Rose (wie sie mir begegnet, wie sie sich mir in ihren Rose-Sein konstituierenden verallgemeinerbaren Eigenschaften als Rose für andere zeigt) ist auch für *mich*, sinnvollerweise, eine solche Rose und nichts anderes. Was sich mir als etwas in bestimmter Weise verallgemeinerbar Definiertes darbietet, kann auch für mich, subjektiv sinnvoll eben dieser so definierte Gegenstand und nichts anderes sein. Und natürlich gilt auch das Umgekehrte: was für mich hier und jetzt sinnvoll erscheint, das vermag ich auch in einem allgemein verbindlich definierten Gegenstand wiederzuerkennen. Zumindest erkenne ich die *Möglichkeit* dieses Für-mich- ebenso wie für andere Er-

Selbst-sein-Könnens von begegnenden Gegenständen an. Rein formallogisch betrachtet wäre ein solcher Anerkennungsakt nichts anderes als eine *Tautologie*, eine Rose (für andere) ist auch für mich eine Rose und umgekehrt. Aber gerade diese tautologische Wieder-Holung bettet sowohl den Gegenstand in seiner bedeutungshaften Vorbestimmtheit und -geprägtheit als auch in seiner potentiellen subjektiv-situativen Sinnträchtigkeit ein in eine intersubjektive Welt subjektgetragen-objektbezogener Verhältnisse. Ich erkenne damit an, daß etwas, was für die anderen etwas Bestimmtes bedeutet (Rose), dies potentiell auch sinnvollerweise für mich bedeuten kann oder umgekehrt: was für mich hier und jetzt einen bestimmten Sinn machen kann (ein Geruch, eine vage Anmutung von Farben und Formen, verknüpft mit einem Wunsch, mir das anzueignen), ist in Gegenständen und Begriffen wiederzufinden, die allen gemeinsam sein können. *»Identitäten« werden somit, was ihre Einzigartigkeit und Individualität betrifft, durch ihren Bezug auf subjektiv-situativen Sinn in einem Hier und Jetzt konstituiert, und was ihre »Identifizierbarkeit« angeht, durch ihren Bezug auf verallgemeinerbare Bedeutungen, auf feststellbare Merkmalsmuster. Und sie gewinnen eine intersubjektive Wirklichkeit erst dadurch, daß beides irgendwann und irgendwo auch für einen Augenblick zusammenfallen kann.*

6. Die Anerkennung gegenseitiger Empfänglichkeit von Sinn und Bedeutung konstituiert also mögliche Identitäten und Differenzen innerhalb eines intersubjektiven Bezugsrahmens und damit auch erst intersubjektive Wirklichkeit. Als Tautologie hat sie den Charakter des Selbst-Sein-Lassens, oder, noch genauer, des Zusprechens von Selbigkeit (Wulff 1993a). Sie entbindet so von der Notwendigkeit, ein solches »Selbst« endlos durch »anderes« begründen oder erklären zu müssen, und legt auf diese Weise erst den Grund für Erklärungen und Begründungen. Damit läßt sie sich als Akt passiver Synthesis (Husserl 1939/1948), genauer, als *passivitätsstiftender Akt* des *Lassens* – in den zwei Momenten des Sich-Einlassens und des Sein-Lassens – charakterisieren. Durch einen solchen passivitätskonstituierenden, seinlassenden Akt der Anerkennung entsteht überhaupt erst ein mit sich selbst identischer

Bereich, der keiner Begründung bzw. Erklärung durch anderes mehr bedarf, nach BLANKENBURG (1971) ein Bereich »natürlicher Selbstverständlichkeit«.

7. Das anerkennende Sein-lassen einer empfänglichen Teilhaftigkeitsbeziehung zwischen subjektiv-situativem Sinn und verallgemeinerbarer Bedeutung ermöglicht somit erst den *Anfang* eines intersubjektiv verbindlichen Erkenntnisprozesses – und damit auch von wirklichkeitsveränderndem Handeln in einem gesellschaftlichen Zusammenhang. In ihm liegt aber auch eine erste, spezifische *Befriedigungsform* beschlossen: die Befriedigung an der damit sich eröffnenden Möglichkeit des (etwas mit Etwas und mit Anderen) Anfangen-Könnens. Diese spezifische Befriedigung an der Möglichkeitsform der Dinge ist eine für den Menschen charakteristische Befriedigungsweise, sie tritt in seiner Entwicklungsgeschichte erst spät auf, mit dem Dominantwerden einer gesamtgesellschaftlich vermittelten Lebensbewältigung (HOLZKAMP 1983). Zusammen mit ihr und auf sie bezogen entsteht aber auch noch eine andere neue Befriedigungsform, *die Befriedigung am Abschließenkönnen eines Erkenntnisprozesses.* Satisfaction, Befriedigung, heißt wörtlich übersetzt ja das »genug Getane«. Der Abschluß einer Erkenntnistätigkeit wird also durch die Befriedigung daran legitimiert, daß an ihr genug getan worden ist und man die so gewonnene Erkenntnis – vorläufig – so lassen kann, wie sie im Augenblick gerade ist. Im Rahmen einer Teilhaftigkeitsbeziehung besagt »genug an etwas getan haben« aber auch »das Seine« daran getan zu haben, und schon die Befriedigung daran legitimiert dazu, es abzuschließen und anderen, letztlich dem gesellschaftlichen Gesamtzusammenhang, zur weiteren Bearbeitung oder aber zum Gebrauch zu überlassen (WULFF 1994a, 1994b). Diese Art typisch menschlicher Befriedigungserfahrungen müßte nun ihrerseits in gattungshaft früheren Befriedigungsformen fundiert werden: eine Entwicklungsgeschichte der Befriedigungsformen und -bedeutungen steht aber bis heute noch aus.

# Kapitel 11

## Wahnsinn als Konstrukt: die Probe aufs Exempel

### Paradoxalisierung als unendlicher Rekurs

Jetzt werde ich versuchen, schizophrene Verrücktheit als *vollzugsgebundenes* Ergebnis von Paradoxalisierungen zu rekonstruieren. Wenn wir »Verrücktheit« als Paradoxalisierung verstehen wollen, reicht es nämlich nicht aus, vor deren *Produkten* zu verweilen und diese zu analysieren. Vielmehr müssen wir versuchen den *Akt der Paradoxalisierung*, der zu ihr geführt hat, *selbst nachzuvollziehen*. Wir müssen die Sinnbezogenheit von Bedeutungen und die Bedeutbarkeit von Sinn in den eigenen Denk- und Wahrnehmungsakten »aussetzen«, sie – wie in einer phänomenologischen »Epoché« – einklammern: im Sprachlichen zum Beispiel, indem wir die Sinnträchtigkeit einer Botschaft von ihrer Bedeutung radikal scheiden, ja noch mehr, die Beziehung zwischen beiden nicht mehr als Ermöglichungs-, sondern als gegenseitige Annullierungsbeziehung begreifen; in der Wahrnehmung, indem wir wechselweise alles an ihr suspendieren, was an ihr subjektgetragen, bzw. was an ihr objektbezogen ist. Dies können wir aber nicht ein für allemal tun. Sobald wir mit der Paradoxalisierung innehalten, stellt sich nämlich sofort schon wieder ein in der Urdoxa – bzw. im »Glauben« an die »Grammatik der Lebensform« – fundiertes »Resultat« ein. Deshalb müssen wir jedes »Paradoxon« seinerseits sofort wieder aufs neue paradoxalisieren usw. Ja, wir dürfen auch die Paradoxalisierung selber nicht als eine mögliche Daseinsform anerkennen, sondern müssen sie, wo sie einen solchen Charakter annehmen will, sogleich ihrerseits wieder paradoxalisierend negieren usw., usw., so daß die durch die Negation ihrer Negation wiedererscheinende Logik ihrerseits, nun als solche, wieder paradox, verdächtig, scheinhaft anmutet. Kurz, was Paradoxalisierung ist, erschließt sich uns nur dadurch, daß wir sie ständig vollziehen. Umgekehrt erscheint die *tautologisierende Anerkennung* – bei vom Wahnsinn Verschonten – *immer schon geschehen*, in lauter »natürlichen Selbstverständlichkeiten« (Blankenburg 1971) und apriorischen Perfektionen (Heidegger 1927) sedimentiert, so daß die Notwendigkeit ihres ständigen Vollzuges erst im Wahnsinn offenbar wird.

## Aberkennung einer Teestunde

Versuchen wir nun, am Beispiel der gleichen konkreten Situation, die ich im dritten und vierten Kapitel des zweiten Teils ausführlich beschrieben habe, nämlich an einer Teestunde, die Beziehung von Sinn und Bedeutung *aktual* abzuerkennen.

Was geschieht, wenn ich eine grüne Teekanne mit zwei Tassen auf einem gedeckten Tisch sehe und dabei auch einen angenehmen Teeduft wahrnehme? Normalerweise würde ich das als eine an mich oder an andere ergangene Aufforderung interpretieren, hier Tee zu trinken. Für irgendjemand, für irgendein Subjekt müßte dies Sinn machen. Aber das setzte voraus, daß ich die allgemeine Bedeutung der Situation: »Hier soll jemand anscheinend Tee trinken« bzw. »hier hat es den Anschein, daß jemand an dieser Stelle Tee trinken soll« *anerkennend bekräftige:* »Ja, das macht für jemanden Sinn; ja, das ist eine Situation, die sich dadurch verstehen läßt, daß jemand hier Tee trinken soll.«

Wenn ich statt dessen diese – gängige – Beziehung zwischen Sinn und Bedeutung hier *aberkenne*, so würde die Botschaft genau umgekehrt lauten: »Diese Szene – die so aussieht, als ob es für jemanden Sinn macht, daß er hier irgendwann Tee trinken kann – kann auf keinen Fall für auch nur irgendjemand irgendwann den Sinn haben, daß er hier Tee trinken soll. *Diesen* Sinn sicher nicht.« – Daran anschließend kann ich aber natürlich noch andere Hypothesen darüber aufstellen, welchen Sinn die Szene denn noch haben könnte: ob es sich vielleicht um die Dekoration eines Möbel- und Porzellanwarengeschäftes handelt (IKEA zum Beispiel), ob ich als Vorführer für bestimmte

Teesorten in Anspruch genommen werden soll; oder aber ob die Teekanne eine Bombe ist, die gleich explodieren wird. Zunächst sind das bloß Einfälle, die sich von den »realistischeren« Bedeutungsmöglichkeiten der Teekanne eindeutig abheben. Wenn ich der Bedeutung »Teestunde« aber ihren gängigen Sinn völlig aberkannt habe, überschreiten sie die Grenze unverbindlicher Phantasien und nehmen rasch eine bedrängende Konnotation der Nicht-Abwehrbarkeit an: wie Heuschrecken- oder Barbaren-Einfälle.

### Sinnentleerung der Bedeutungen

Wenn nun aber nicht nur die gängige, sondern *jegliche* Beziehung zwischen Sinn und Bedeutung im Hinblick auf die Teestunde aberkannt ist, dann wird auch jeder dieser plötzlich möglich und denkbar gewordenen Hypothesen von der Sinnseite her schon, im Moment ihrer Aufstellung und gleichzeitig mit dieser, eine Absage, ein: »Nein, das sicher nicht, das genau nicht« entgegengestellt werden. Jede auch nur denkbare Möglichkeit sinnbezogener Bedeutung nähme dann sofort, im Augenblick ihres Erscheinens schon, den Charakter eines Dementis, einer Selbstwiderlegung an. Letztlich wird dann klar: diese Szene steht überhaupt nicht dazu da, daß sich aus ihr welcher Sinn auch immer für mich oder irgendjemand anders, für irgendein Subjekt in einer intersubjektiven Welt, erschließen kann; sie läßt sich für überhaupt gar keinen präzisierbaren, in verallgemeinerbaren Bedeutungen investierten Sinn erschließen. Sie fordert mich zu gar nichts bedeutungshaft bestimmbar Sinnerfülltem auf, sondern sie tut nur so. Es handelt sich um sinnentleerte, ausgelaugte Kulissen und Attrappen, um »Bedeutungshülsen« (C. SCHNEIDER 1930). Versuche ich also, in allgemeinen Bedeutungen einen wie immer auch nur denkbaren Sinn zu entdecken, so erweisen sie sich als leer, hülsenhaft, attrappen- und kulissenhaft, letztlich als scheinhaft. – Klar wird dabei auch: die »Wirklichkeit« einer »Szenerie« kommt nicht allein durch die Verknüpfung von Sinnesdaten mit kognitiv angeeigneten Bedeutungen zustande; vielmehr bedarf diese Verknüpfung darüber hinaus auch einer möglichen Bezogenheit auf einen intentionalen, subjektiv-situativen Sinn, um als möglicherweise »wirklich« – d.h. intersubjektiv fundiert und relevant – erscheinen zu können. Fehlt diese Bezogenheit, so bleibt eben nur eine Szenerie im theaterkundlichen Sinne übrig, d.h. eben »Schein«, »alles Theater«. Alle Erscheinungen nehmen durch die Aberkennung einer Möglichkeitsbeziehung zwischen Sinn und Bedeutung somit die Form von bloßen Scheinbarkeiten an. Sie wirken sämtlich wie bloß simuliert.

So kommt eine Erfahrungsreihe zustande, die die vorgegebene Bedeutung einer Erscheinung als sinnleer, hülsenhaft, attrappenhaft, letztlich als scheinhaft und simuliert hervortreten läßt. Bestenfalls kann ich *mutmaßen*, daß die anderen *so tun*, *als ob* sie irgendeine Bedeutungshypothese der geschilderten Szene für bare Münze (und das heißt für möglicherweise subjektiv-situativ sinnerfüllbar) nehmen, und dann meinerseits auch so tun. Dann stellt sich jedoch rasch die Frage, *warum* die anderen das machen: entweder auch sie sind Opfer dieser Scheinbarkeit, sind also selber darauf – auf ein solches »Theater« – hereingefallen, oder aber sie sind an ihrer Produktion als Scheinbarkeit selber beteiligt – etwa um mich – allein oder zusammen mit allen anderen – zu täuschen.

*Erscheinende Bedeutungen erweisen sich* aus der Sinnperspektive – sobald an ihnen als verallgemeinerten Bedeutungen Sinn realisiert werden soll – *also notwendigerweise als Scheinbarkeiten*, wenn die gegenseitige Empfänglichkeit von Sinn und Bedeutung dabei nicht mitgegeben ist. Sinn kann sich an ihnen nicht festmachen, sie annullieren vielmehr Sinn, wenn man dies versucht, oder werden von ihm, dem Sinn – als in ihrer Allgemeinheit für irgendjemanden subjektiv-situativ gültige –, annulliert. So zeigt sich: es ist letztlich die Vermittelbarkeit von Sinn durch Bedeutungen – und die Bestimmbarkeit von Bedeutungen durch Sinn – die durch die Aberkennung einer möglichen Gültigkeit ihrer Aufeinanderbezogenheit aufgehoben ist.

Wenn aber die Vermittelbarkeit von Sinn und Bedeutung aufgehoben ist, und *Bedeutungen* so notwendigerweise zu *Scheinbarkeiten* werden, weil sie für Sinn nicht mehr empfänglich sind, was wird dann aus subjektiv-situativem Sinn? Dieser hatte sich ja in einem komplexen, in frühester Kindheit beginnenden kognitiven Lern- und Aneignungsprozeß von verallgemeinerten Bedeutungen, allerdings in unterschiedlichen Abschattungen, an deren verschiedenste Formen geheftet, wobei die kognitive Aneignung von Bedeutungen von vornherein ohnehin nur von möglicher Sinnbezogenheit motiviert sein konnte. Diese Sinnbesetzung war den aufeinanderfolgenden Entwicklungsschritten der Bedeutungsstrukturen gefolgt. So befindet sich »Sinn« auch nicht nur im Inneren der Subjekte: vielmehr ist er, im Verlauf der eigenen Lebensgeschichte, als spezifischer Aufforderungscharakter, in die jeweiligen Bedeutungen, in unterschiedlichen Abschattungen, *investiert* und mehr oder weniger fest an sie *fixiert* worden. Treten Sinn und Bedeutung nun auseinander, so heißt dies folglich auch nicht, daß Sinn aus den Bedeutungen von Gegenständen und Beziehungen völlig verschwunden und damit in das sinninvestierende Subjekt als Intentionalitätszentrum einfach zurückgenommen wäre. Vielmehr werden Sinn und Bedeutung in Wahrnehmungen und Vorstellungen dann lediglich *entmischt*, gewissermaßen *»dialysiert«* oder, noch genauer, Sinn wird aus den Bedeutungen *»ausgefällt«*, bleibt aber, a*ls aus ihnen ausgefällter Sinn* weiterhin an die durch sie strukturierten Vorstellungen und Wahrnehmungen geheftet. So ergibt sich zwangsläufig, daß der weiterhin an die zu Hülsen entleerten Bedeutungen geheftete Sinn (ihr subjektbezogenes Worumwillen) nicht mehr durch diese gleichen Bedeutungen vermittelbar ist – ebensowenig allerdings auch durch andere. Das, wovon ich gelernt habe, es ist eine Teekanne, die in bestimmten Situationen dazu da ist, daß man sie ergreift, eingießt und trinkt, in anderen, daß ich ihre keramische Schönheit betrachte, in dritten schließlich, daß ich sie einem möglichen Angreifer an den Kopf werfe, diese Teekanne kann mir überhaupt kein konkretisierbares, bestimmbares, potentiell sinnerfülltes (d.h. in einem Worumwillen fundierten) Wozu mehr vermitteln. Sie kann mir dementsprechend nur ein abstraktes »Tu was!« in Form einer uneinlösbaren Forderung antragen. Kurz, ich werde von dem, was da wie eine Teekanne erscheint, darauf angesprochen, dazu aufgefordert, aufgerufen, *etwas* mit ihr zu tun (und anderes mit ihr zu lassen), ohne daß sie (und die Situation, in der sie erscheint, die Szene, in der sie eingebettet ist) es mir gestattet zu erkennen, *was* ich sinnvollerweise mit ihr tun oder lassen könnte – ja noch nicht einmal, daß es überhaupt etwas gibt, was ich mit ihr tun oder besser lassen sollte. Vielmehr signalisiert sie, gleichzeitig mit dieser Forderung, unaufhörlich, daß es eine solche Möglichkeit zum Tun oder Lassen gar nicht gibt. Ihr subjektiv-situativer Sinn, die von ihr ausgehende Botschaft, enthüllt sich somit als purer, durch keinerlei verallgemeinerbare Bedeutungen vermittelbarer Aufforderungs- und Anrufungscharakter ohne auch nur irgendeine Möglichkeit einer Antwort, oder noch präziser: die verbleibende *»Anrufung«* besteht selber in nichts anderem als im Entzug aller auch nur denkbaren Möglichkeiten, sinnvoll auf sie einzugehen, sie hat also gleichzeitig den Charakter einer sie selbst dementierenden *Abrufung*. Einer solchen mich als handlungsfähiges Subjekt (HOLZKAMP 1983) nur noch abrufenden Anrufung bleibe ich ständig ausgesetzt. Sie wirkt, ohne daß ich ihr in irgendeiner Weise entgegnen oder Widerstand entgegensetzen kann, unaufhörlich auf mich ein. Eine solche unvermittelte und unvermittelbare Einwirkung bedient sich keiner Worte, ja überhaupt gar keiner Medien, keiner Materie, keiner Kausalitätsregel, ja sie kann sich ihrer weder bedienen, noch ist sie darauf angewiesen, das zu tun. Sie hat natürlich auch keinen bestimmbaren Anfang, keinen Ursprung, keine Quelle und auch kein absehbares Ziel oder Ende. Weil solche Sinneinwirkungen unvermittelt, unverständlich, unverfolgbar und in gewissem Sinne auch entmaterialisiert erscheinen, enthalten sie, außer daß sie auf einen treffen, eben keine Botschaft, keine Form einer möglicherweise beantwortbaren Frage oder gar einer Handlungsanleitung. Ihr Empfänger kann ihnen nichts entgegnen, er bleibt diesen Einwirkungen widerspruchslos, schutzlos und in diesem Sinne auch »nackt« ausgesetzt, bis er – grenzwertig – nur noch als ihr »Empfänger« im radiotechnischen Sinne fungiert. Weder kann er sie – durch eigenes Handeln – zum Verstummen bringen, noch »abschalten«. Diese »Einwirkungen« haben somit einen subjektdurchkreuzenden, subjektvernichtenden Charakter (WULFF 1993b). Dabei ist im Gedächtnis zu behalten, daß diese Einwirkungen vom gleichen Gegenstand ausgehen, an den die sinnentleerte, zu bloßer Scheinbarkeit und Vorgeschobenheit gewordene verallgemeinerbare Bedeutung geknüpft bleibt. *Gegenstände und Beziehungen begegnen überhaupt nur noch der janusköpfigen Gestalt einer Gleichzeitigkeit von leerer, attrappen-, kulissen- und marionettenhafter Scheinhaftigkeit und unvermittelbaren unnachsichtig einwirkenden subjektdurchkreuzenden Anrufungen von überall und nirgends her.* In der Objektwelt selber ist also die Leere und Scheinbarkeit ihrer verallgemeinerten Bedeutungen durchwebt und durchsetzt von unvermittelbar grundlosen Sinnanrufungen, die auf die Individuen in ungreifbarer Form einwirken, ihnen keine Antwort oder Erwiderung gestatten und dementsprechend auch keinerlei Veränderung, keinerlei Korrektur, ja noch nicht einmal einer bedingungslosen, aber doch noch subjektgetragenen An- oder Übernahme durch sie zugänglich sind. Auch noch der grenzwertigste Subjektcharakter, sich selbst unterwerfen zu können, ist aus dem verrückten Individuum getilgt. Oder genauer: der letztmögliche subjekthafte Akt, der ihm noch verbleibt, ist dieser Akt der Subjekttilgung, der Subjektdurchkreuzung und -vernichtung selber, der in der paradoxalisierenden Aberkennung von Intersubjektivität unaufhörlich, anhaltend vollzogen werden muß – wobei aber auch er bald nur noch als erlitten, ja als »bloß gemacht« erfahren werden kann.

## Rekonstruktion schizophrener Erfahrungen

Die Schizophrenen kleiden solche Erfahrungen in verschiedene Bilder, die sie mehr oder weniger gut wiedergeben können, die aber selbst meist schon vergegenständlichte Abschwächungen der ursprünglich unvermittelbaren – genauer, von ihnen durch Aberkennung von Intersubjektivität unvermittelbar gemachten – Erfahrungen sind. Dazu gehören *Strahlen*, *Sender*, *Weltraum* und andere, zum Beispiel *religiöse Jenseitsvorstellungen*, dazu gehört die oft schlagartige *Auf- und Eindringlichkeit* ebenso wie die absolute, *unkorrigierbare Gewißheit von Wahnerfahrungen*, denen sie sich zu unterwerfen haben, wobei die sog. Wahnbedeutung – nach KURT SCHNEIDER (1955) das »zweite Glied« der Wahnwahrnehmung – meiner Terminologie zufolge gar keine Bedeutung, sondern so etwas wie ein aus Bedeutungen ausdialysiertes Sinnkonzentrat ist, das die Alltagsbedeutungen durchwirkt und erst sekundär und nachträglich, in einer Art Selbstheilungsversuch, die quasi-prädikative Form annehmen kann, als die TRESS (1986) sie – mit einem Begriff TUGENDHATS (1979) – beschrieben hat. Aber auch BLEULERS (1911, S. 160, 43) »*innerer Negativismus*« und seine »*Ambivalenz*« ergeben sich aus der Gleichzeitigkeit von Sinnab- und -anrufungen, die von jeder nur denkbaren Bedeutung ausgehen. Und zu den »*gemachten*« *Erlebnissen* kommt es, weil auch das eigene Subjektsein zu nichts anderem als zu einer blassen, hülsenhaft scheinbaren Attrappe oder Marionette wird, die den »unvermittelten« Einwirkungen der Sinnab- und -anrufungen schutzlos preisgegeben ist. Und schließlich – damit kehren wir zu unserem Ausgangspunkt zurück – läßt sich auch die *Unverständlichkeit* von *Wahnerfahrungen* – der klassischen Theorie nach durch einen Abgrund vom Normalen geschieden – als Ergebnis der paradoxalisierenden, alles intersubjektiv fundierte Verständnis ausschaltenden Seinsweise (besser Nichtungsweise) des Wahnsinns selbst interpretieren. Weil vom Wahnsinn, sofern er Sinn realisieren möchte, Verständlichkeit, sofern er verstehen will, Sinnträchtigkeit als solche ausgeschaltet werden (so wie der Decoder eines Fernseh- oder Computerprogrammes ausgeschaltet werden kann), und an ihrer Stelle einerseits scheinhafte Bedeutungsfragmente, andererseits unvermittelbare »absolute« Sinneinwirkungen treten, werden dann auch die einzelnen schizophrenen Erfahrungen – als Gleichzeitigkeit von absoluter Gewißheit und absoluter Ratlosigkeit – unverständlich und unkorrigierbar. Der Grund einer solchen Paradoxalisierung von Denken, Wahrnehmen, ja Empfinden ist aber die *Aberkennung jedweder Art von subjektgetragenen Objektbeziehungen, von Intentionalität, die Aberkennung einer intersubjektiv konstituierten Welt, die damit zugleich auch die Selbstdurchkreuzung des Subjekts und seiner Geschichte ist.*

## Versuche der Schadensbegrenzung

In der hier vorgetragenen subjektkonstruktivistischen Theorie des Wahnsinns klaffen noch große Lücken. Bisher war praktisch nur von den »Grundmechanismen« – oder von den Grundentscheidungen – die Rede, von welchen Wahnsinn – und damit »Unverständlichkeit« – produziert oder aber abgewendet werden kann. Die Betrachtungsweise war also noch völlig ahistorisch und synchron. Unberücksichtigt geblieben waren die Bemühungen von Kranken, den Prozeß des Wahnsinns regressiv aufzufangen und dadurch ihre Handlungsfähigkeit wiederzugewinnen, durch einen Versuch, den ich »Sinntransport« nach »innen, unten und vorher« (Wulff 1993b) genannt habe – einen Vorgang, der eine Bewußt-, Prädizierbar-, Präsent- und Gegenständlichmachung des Unbewußten, Vorprädikativen, Zuständlichen, Leiblichen, Vergessenen und Vergangenen in Gang setzt, jedoch, wenn die Synthese von Sinn und Bedeutung dort wieder nicht gelingt, auch diese entwicklungsgeschichtlich früheren Ebenen seelischen Lebens dem Aberkennungsprozeß ihrer Teilhaftigkeitsbeziehung auszusetzen droht – bis er schließlich auf der elementarsten Stufe der kinästhetischen Empfindung angekommen ist, und hier die generalisierte katatone Vernichtungserfahrung produziert – dies wäre der »Big Crunch« (Hawking 1988) des Bewußtseins, der im zweiten Teil dieses Buches ausführlich erörtert worden war. Nur angedeutet wurde, daß es manchmal – bei umschriebenen, thematisch begrenzten Wahnerfahrungen – nur einzelne, präzisierbare psychische Akte sind, denen die Anerkennung intersubjektiver Gültigkeit versagt bleibt. Das wären so etwas wie »Schwarze Löcher« im Kosmos der Intersubjektivität, die dann ihrerseits auch dem Versuch einer »regressiven Plombierung« unterzogen werden können (WULFF 1987). Aufgrund dessen kommt es im schizophrenen Wahnsinn auch oft zu einem ungeordneten Nebeneinander der Ebenen von Rationalität, Mythos und Magie, zur Inkorporation von regressiv-magischen und mythischen Fragmenten in ein rational funktionierendes System – oder auch umgekehrt – was den Außenstehenden den Eindruck massiver Verrücktheit vermittelt. – Aber alle diese Phänomene sind meines Erachtens nach nur Sekundärfolgen des Versuches, die Einlassung von Subjekten in eine intersubjektive Teilhaftigkeits- und Gegenseitigkeitsbeziehung zur Welt verallgemeinerter Bedeutungen – etwas weniger gelehrt ausgedrückt: von Menschen in ihre Geschichte und Gesellschaftlichkeit – überall oder auch nur in einzelnen psychischen Akten außer Kraft zu setzen, um den Preis, daß damit auch ihre eigene Subjekthaftigkeit – zumindest in den Momenten, in denen eine solche Außerkraftsetzung vollzogen wird – annulliert und durchkreuzt werden muß. Wenn dem so ist, dann stellt sich allerdings auch die Frage, welche Gefahr so groß ist, daß sie nur durch eine solche Aberkennung der Aufeinanderbezogenheit von Sinn und Bedeutung, und damit auch von Subjekt und Objekt, von Dasein und Welt, also nur durch Wahnsinn abgewehrt werden kann.

# Kapitel 12

## Psychosepsychotherapeutische Anwendungsversuche

Wie verhält es sich nun mit der Therapierelevanz der in diesem Buch bisher herausgearbeiteten theoretischen Ansätze? Hervorgegangen sind sie zwar in erster Linie aus psychotherapeutisch orientierten Begegnungen mit schizophrenen Kranken – einige davon waren Jahre andauernde Psychotherapien. Insofern habe auch ich, wie K.P. Kisker (1960b), hier die »Psychotherapie als Instrument psychopathologischer Forschung« benutzt. Jetzt aber will ich der viel wichtigeren Frage nachzugehen suchen, ob und wie weit diese aus der Psychotherapie erwachsenen psychopathologischen Einsichten ihrerseits auf eine psychotherapeutische Praxis zurückwirken können.

### Eine biographische Landkarte

Als erstes wäre dazu nötig, sich die Frage zu stellen, *welche Lebensbereiche, welche Beziehungen, welche psychischen Akte* bei dem Patienten von der Aberkennung der Intersubjektivität betroffen sind, wo also diese Aberkennung vollzogen wird und wo nicht. Dabei wäre auch darauf zu achten, ob es sich um einen *fortschreitenden Prozeß* handelt, in welchem die Aberkennung und Spaltung sich immer weiter ausbreitet bzw. immer tiefer auch in bis dahin unbewußte Vorgänge eindringt, oder aber ob ein über längere Zeit *gleichbleibender, stationärer Zustand* vorliegt. Schließlich müßten in der bisherigen Lebensgeschichte Echos derjenigen Lebensbereiche und Erfahrungen gesucht werden, die jetzt, in der Psychose, von der Aberkennung betroffen sind, wunde Punkte gewissermaßen, – aber auch Echos für diejenigen Bereiche, die auch heute der Spaltung noch Widerstand entgegensetzen. Bildlich könnte man davon reden, eine *biographische Landkarte* für *Spaltungs- bzw. Aberkennungszentren* herzustellen, in welche aber genauso auch die *Anerkennungszentren*, die Bereiche, von denen »Urvertrauen« in Intersubjektivität, Geschichte, Gesellschaftlichkeit ausgeht, einzuzeichnen wären. Linnemann (1991) hat solche biographische Zentren von anerkanntem Urvertrauen »biographische Idyllen« genannt. Dies wären aber immer noch statische Aspekte einer biographischen Analyse. In einem zweiten Schritt wäre es nötig, diejenigen Punkte dingfest zu machen, an denen durch Polarisierungsprozesse und Totalisierungsversuche zuallererst Anerkennung in Aberkennung, intersubjektive Logik in eine narzißtisch-singularisierende, Alles- und Nichts-Logik (Wulff 1992) umgesprungen ist. Gleichzeitig müßte man aber auch nach Punkten suchen, an denen sich spontan das Gegenteil, die Wiederanerkennung, die Wieder-Inkraftsetzung intersubjektiver Logik vollzog. Linnemann hat dies als biographische Wiederbelebung frühkindlicher Idylle bei mehreren seiner Patienten beschrieben.

Allerdings kann die Erhebung einer solchen Landkarte von An- bzw. Aberkennungszentren der Intersubjektivität nicht den Charakter einer psychiatrischen Exploration im traditionellen Sinn haben – obwohl beide Bilder, Exploration und Landkarte, gut zueinander passen. Eine solche Landkarte wird auch nicht *vor* der Therapie (beispielsweise in der biographischen Anamnese) fertig. Die »Exploration« – wenn man diesen abgewirtschafteten Begriff, mit einem neuen Sinn erfüllt, etwa demjenigen einer gemeinsamen *Entdeckungsreise*, überhaupt gebrauchen will –, ist vielmehr der therapeutische Prozeß selber. Beginnen kann dieser therapeutische Prozeß nur damit, daß der Patient seinen Therapeuten und dieser seinen Patienten als Adressaten und als Quelle von möglicherweise sinnvollen Botschaften akzeptiert. Diese erste Anerkennung läßt sich nicht erzwingen. Zustande kommen kann sie überhaupt nur, wenn der Therapeut dem Patienten seine Bereitschaft zu einer »Verständigung über Grenzen« signalisiert. Der Patient muß sehen können, daß das Terrain einer singularisierenden, totalitären narzißtischen Logik, in welchem er sich verfangen hat, auch von jemand anderem, und zwar aus freiem Willen, betreten werden kann. Wenn auch nicht die tödliche, mineralisch verstrahlte

Landschaft weit jenseits dieser Grenze, aber doch der Schritt über sie hinweg, die Grenzüberschreitung selber, die diese Landschaft auch für den Therapeuten, wenngleich nur aus der Ferne, sichtbar macht, muß als mögliche Gemeinsamkeit dem Patienten erkennbar werden. Praktisch bedeutet dies, daß der Therapeut nicht nur die Sprache der narzißtischen Alles- und Nichts-Logik abstrakt beherrschen muß, sondern daß er sie an demjenigen Punkt, an demjenigen Grenzübergang, den der Kranke ihm vorgibt, auch mit ihm zu sprechen versteht. Der Therapeut muß also den Übergang vom Thema zum Wahn (Blankenburg 1965), den der Kranke vollzieht, so zur Sprache bringen, daß der Patient begreift: Hier gibt es einen gemeinsamen Boden. Das erste also, was vom Therapeuten zu fordern ist, wäre das tentative, versuchsweise Zulassen der Spaltung, der Aberkennung von Intersubjektivität für ihn selbst und den Patienten. Der Therapeut muß, zumindest einen Schritt weit, mit hinüber über die Grenze. Erst wenn er selbst mit einem Bein auf der anderen Seite steht, kann die Therapie beginnen.

## Die Regulierung der Objektdistanz

Der von mir entworfenen Theorie zufolge geht es bei der Psychosenpsychotherapie um Wiederanerkennung von Intersubjektivität dort, wo diese vom Patienten aberkannt worden ist bzw. aberkannt werden mußte. Die entgegentretenden verallgemeinerten Bedeutungen müssen wieder mit der persönlichen Sinndimension verbunden werden, dasjenige, worum es einem Subjekt hier und jetzt geht, mit der historisch-gesellschaftlichen Dimension der verallgemeinerbaren Bedeutungen. Psychoanalysenäher ausgedrückt geht es um subjektive Reinvestition der in verallgemeinerte Bedeutungen gegliederten Welt, zumindest aber derjenigen Sektoren, denen diese Investition durch die Kranken entzogen worden war.

Aber gerade darin liegt auch eine entscheidende Schwierigkeit, auf die Linnemann und Rohlfs (1990) schon hingewiesen haben: Die erneut möglich werdende Sinnbesetzung der Objekte könnte leicht wieder mit Verschmelzungsängsten einhergehen. Solche Ängste hatten in der akuten Psychose ja sogar dazu geführt, daß der Bezug verallgemeinerbarer Bedeutungen zur persönlichen Sinnhaftigkeit völlig oder auch nur auf einem bestimmten Terrain preisgegeben werden mußte. Deshalb muß die Therapie immer eine für den Kranken erträgliche »Objektdistanz« wahren. In meiner Terminologie meint erträgliche »Objektdistanz« das erträgliche Maß von Sinnbesetzung verallgemeinerbarer, gesellschaftshistorischer Bedeutungen. Dies bedeutet: Eine solche Objektdistanz – das Maß von Sinnbesetzung von »Objekten« – muß von dem Patienten selber reguliert werden. Er muß die zu besetzenden »Objekte« – in meiner Terminologie: verallgemeinerbare Bedeutungen – vorschlagen, und er muß auch das Maß ihrer Besetzung mit Sinn vorgeben können. Die Aufgabe des Therapeuten ist es, solche Vorschläge zu akzeptieren, sie mit dem Kranken zusammen *tentativ anzuerkennen.* Eine solche erträgliche »Objektdistanz« muß auch in der Beziehung zum Therapeuten selbst gefunden werden. Dies besagt konkret, in den ersten Therapiephasen nur dann von den unmittelbaren Empfindungen des Patienten zum Therapeuten, aber auch des Therapeuten zum Patienten, ebenso wie von Empfindungen des Patienten zu seinen maßgeblichen Bezugspersonen zu reden, wenn der Patient selber darauf insistiert. Dies bedeutet gleichzeitig: sein Zögern, ja seinen Widerstand solchen Themen gegenüber nicht gleich zu deuten, sondern beides zwar sensibel wahrzunehmen, aber gleichzeitig zunächst auch zu respektieren.

Gleichwohl muß ein therapeutischer Prozeß in Gang kommen, der eine zunehmende Sinnbesetzung von Objekten für den Patienten schließlich erträglich macht. Dieser muß die Gelegenheit bekommen, eine größere Nähe, eine dichtere Sinnbesetzung verallgemeinerbarer Bedeutungen, gleichsam auf einem Versuchsgelände, ohne größere Risiken für ihn, einüben zu können. Dazu bieten sich verschiedene Verfahren an, die auch miteinander kombiniert werden können.

1. Eine *Verdünnung* der Übertragungsbeziehung, sei es durch therapeutische Dreierkonstellation im Rahmen einer Paar- bzw. Partnertherapie, sei es innerhalb einer kleinen Gruppe. Wenn dem Patienten mehr Sinnbesatz erträglich geworden ist – und er gleichzeitig gelernt hat, seine persönlichen und beruflichen Alltagsbeziehungen emotionsbesetzt zum Thema zu machen, kann man von der Gruppen- oder Partnerbehandlung auch zu Einzeltherapie übergehen, wenn alle Beteiligten das wünschen.
2. Das Thema der Gespräche, das der Therapeut kommentiert, sollte nicht so sehr die innere Verfassung der an der Therapie Beteiligten sein, und auch nicht ihre aktuellen Beziehungen zueinander, sondern vielmehr ihrer aller Beziehungen zu den Menschen und Gegenständen ihrer Alltagswelt. Es empfiehlt sich also, von banalen Alltagserfahrungen der Patienten auszugehen. Auch dabei geht es vor allem darum, gemeinsame »Objekte« – verallgemeinerbare gesellschaftliche und geschichtliche Bedeutungen – mit persönlichem Sinn zu erfüllen.
3. Manche Patienten bieten dem Therapeuten von vornherein ihre Probleme in Form von einer Art von »konzentrischen«, sich allmählich zusammenziehenden Kreisen an. Sie reden zunächst von unwichtig erscheinenden Alltagsbegebenheiten, von entfernten Bekannten, die sie zufällig getroffen und mit denen sie dieses oder jenes besprochen haben, und kommentieren dies. Später treten nähere Bekannte, Freunde, und schließlich auch Familienangehörige und Partner in den Erzählungen auf. Zunächst werden deren Beziehungen untereinander abgehandelt, später erst die Wertungen, Gefühle und Empfindungen des Patienten ihnen gegenüber. Hat der Therapeut nun die seinerzeitige psychotische Symptomatik als auch die Biographie seines Patienten im Kopf, so kann er in diesen Erzählungen viele projektive Formulierungen von ungelösten Problemen und Widersprüchen erkennen, die damals die psychotische Spaltung von subjektivem Sinn und verallgemeinerbaren Bedeutungen einer gemeinsa-

men Welt erzwangen. Sichtbar werden möglicherweise aber auch Situationen, in denen »Urvertrauen« in Intersubjektivität entstand oder wiederhergestellt wurde. Wenn der Therapeut die Augen dafür offen hat, wird er diese banal anmutenden Berichte nicht einfach als Widerstand gegen die Therapie vom Tisch kehren.

Allerdings kann man nicht immer so behutsam vorgehen, manchmal zwingt die Situation sogleich zu viel eingreifenderen therapeutischen Interventionen. Eine akut wahnkranke und halluzinierende Patientin hatte sich ihr Gesicht mit Lippenstift und Wimperntusche grell angemalt. Vor der Stationsrunde, an der alle Patienten und Therapeuten teilnahmen, forderte eine Krankenschwester sie dazu auf, das doch abzuwaschen. Die Patientin geriet in Erregung, versetzte der Schwester eine Ohrfeige und murmelte etwas von Blutsbrüderschaft. Die Schwester begriff, daß die Patientin sich durch das Anmalen zu einer »Indianerin« hatte machen wollen, die »Blutsbrüderschaft«, d.h. menschliche Nähe sucht, und malte sich nun entsprechend selber an. Die Erregung der Patientin klang daraufhin sofort ab, ihre wahnhaften Ängste verschwanden und sie bewegte sich wieder normal. Mit dieser, von der Krankenschwester und der Gruppe anerkannten symbolischen Wunscherfüllung (Sechehaye 1955) war auch die ganze schizophrene Episode für sie vorüber. Wenn solche punktuellen, »direkten« (Rosen 1953) Interventionen in der aktuellen Krankheitsphase gelangen, so stellte sich fast immer ein enges Vertrauensband zwischen Therapeuten und Patienten her, das dann auch fest genug war, ein therapeutisches Bündnis für eine längerfristige Psychotherapie zu tragen. Hier hatte die Patientin auf einer regressiven Ebene einen »sinnbesetzenden« »Annäherungsversuch« gemacht, sie hatte eine archaische kulturelle Bedeutung (Gesichtsbemalung) versuchsweise mit einem subjektiven Sinn (Nähe, Blutsbrüderschaft) erfüllt; durch die schließliche Anerkennung durch die Schwester und die ganze Gruppe war dies gutgegangen. Das machte weitere Annäherungen im Alltagsbereich, auch ohne regressiv-archaische Rückgriffe, möglich.

An einem weiteren Beispiel werde ich nun versuchen, den Prozeß der therapeutischen Wiederanerkennung einer Aufeinanderbezogenheit von persönlichem Sinn und verallgemeinerbaren Bedeutungen zu konkretisieren. Eine schizophren gewordene Töpferin, die in der Psychose den völligen Auseinanderfall von Form und Inhalt, von geistigem Entwurf und Stoff als »Weltuntergang« erlebte, redete später, in der Intervalltherapie, von der Arbeit eines Lehrers und Kollegen, bei dem sie ähnliche Gefahren, ab und zu aber auch geglückte künstlerische Synthesen wahrnahm. Ich begriff, daß sie hier versuchsweise auch von sich selber sprach, warf ihr das aber nicht als Deutung an den Kopf, sondern bestärkte sie darin, daß dem Kollegen solche Verknüpfungen von Form und Inhalt, von Geist und Materie in der künstlerischen Produktion auch gelingen könnten und wie befriedigend das dann für ihn sei. Bei diesem Kollegen hatte die Patientin früher Geborgenheit und Sicherheit erfahren – und es war ihm auch gelungen, mit ihren Wünschen nach Zärtlichkeit angemessen vorsichtig umzugehen: d.h. hier lag eine biographische Idylle, eine potentielle Anerkennungsquelle vor.

Die gleiche Patientin sprach auch davon, daß ein verwandtes Ehepaar zunächst ständig um die Zeit gestritten hätte, die jeder für sich zur Verfügung haben wollte. Sie hätten sich dann schließlich aber so arrangiert, die für die gemeinsamen Aufgaben – Kindererziehung, Haushalt – nötige Zeit auch gemeinsam festzulegen. Erst danach hätte jeder von ihnen auch Zeit für sich selber bekommen. Mir fiel ein, daß die Patientin in der Psychose von einer »falschen Weltzeit« gesprochen hatte und davon, daß die Zeiteinheiten so klein geworden waren, daß sie sich in Nichts aufgelöst hätten vgl. F. Fischer 1930). So kommentierte ich, sie wiederholend und bestärkend: »Wenn man es fertigbringt, eine Zeit für gemeinsame Aufgaben festzulegen, dann hat jeder auch Zeit für sich und kann diese Zeit mit gutem Gewissen auch ausschöpfen. Dann läuft die Zeit richtig.«

Entscheidend ist hier, daß die therapeutische Intervention die von den Patienten gewählte projektive Ebene respektiert und zunächst auf dieser Ebene Synthesen vorschlägt bzw. die von Patienten versuchten oder vorgeschlagenen Synthesen von persönlichem Sinn und verallgemeinerbarer Bedeutung bestätigt. Die gleiche Patientin präsentierte mir schließlich auch ihre zunächst unvereinbar erscheinenden Familienmythen: ihre eigenen und diejenigen ihres Partners. In diesen Mythen führte sie mir auch ihre eigenen psychischen Instanzen auf einer projektiven Ebene vor. Es ging nun darum, die kleinsten Ansätze von Vereinbarkeit dieser Mythen, die die Patientin in ihren Erzählungen sichtbar machte, für sie zu bestärken. So repräsentierte eine sexuell sehr attraktive Schwägerin aus der Familie ihres Mannes ganz offensichtlich auch ihre eigenen, ambivalenten Triebwünsche. Nachdem die Patientin diese Schwägerin zunächst als egoistisch und eitel kritisiert hatte, betonte sie später eher, daß sie trotz all dem die ihr gestellten Aufgaben – nur eben lockerer – bewältigen konnte. Indem wir über die Schwägerin sprachen, redeten wir natürlich auch über ihre eigenen Triebwünsche und deren Kompatibilität mit ihren eigenen Pflichten, ohne dies jedoch benennen zu müssen. So war die Patientin verhältnismäßig sicher vor einer Überschwemmung durch ihre Triebwünsche, aber auch vor einer kränkenden moralischen Zurückweisung durch mich. – Umgekehrt repräsentierte ihre eigene mütterliche Familie – alle männlichen Vorfahren waren entweder Offiziere oder Pfarrer gewesen – Askese und Pflicht, Distanz, Kälte, aber auch Struktur, Ordnung, Halt und Zuverlässigkeit. Auch inmitten dieses preußischen Universums wurden ab und an Inseln der Freude und des Glücks sichtbar, die ich unterstreichen konnte, z.B. wenn sie von den regelmäßigen Familienfesten sprach. Schließlich konnte von ihr die Beständigkeit, die in der Befolgung von Regeln, in der Erfüllung von Pflichten lag, nicht mehr bloß als Forderung, als letztlich uneinlösbarer Anspruch, sondern auch als das *Geben und Nehmen von Sicherheit und Geborgenheit* erfahren werden. So wurden die zunächst kalten, anonymen moralischen Maximen, die die Familie der Mutter verkörperte, auch mit bestimmten subjektiven Bedürfnissen – und mit positiv getönten Gefühlen – der Patientin verknüpft.

Die von der Patientin vorgeschlagenen projektiven Ebenen rückten in der Folge immer näher an sie selbst heran. So konnte sie schließlich ihre eigene Autonomieproblematik an der Autonomieproblematik ihres sechsjährigen Sohnes abhandeln. Ich konnte ihr bestätigen, daß ein Anflug von Selbständigkeit des Sohnes weder einen Affront gegen sie noch Isolierung und Vereinsamung bedeuten muß, die von ihm gesuchte Nähe kein babyhaft-verantwortungsloses Sich-fallen-Lassen in den Schoß der Eltern. Dies alles ließ sich anknüpfen an ihre Berichte kleiner Alltagsepisoden mit ihm im Restaurant oder im Kindergarten, über das Weggeben des Sohnes an Mutter oder Schwiegereltern in den Ferien, über sein Beharren auf die eigenen Schmerzempfindungen gegenüber dem »Das ist aber nicht so schlimm« der Eltern, usw. Diese Phase der Therapie, etwa drei Jahre nach ihrem Beginn, war deshalb besonders heikel, weil die akute Symptomatik in der Psychose auch in einem Opferwahn bestanden hatte, in welchem die Patientin sich dazu getrieben fühlte, ihren damals noch kleinen Sohn ihrem Ehemann als Mahlzeit vorzusetzen, um den Weltuntergang abzuwenden. Dazu mußten Zeugung und Geburt rückgängig gemacht werden: man könnte so etwas, nach Lawrence STERNEs Roman, einen »Tristram-Shandy-Komplex« nennen. Vom Ehemann hatte ich erfahren, daß die Patientin vorher über Jahre an einer schweren Ejaculophobie litt und jedesmal unmittelbar nach dem Geschlechtsverkehr die Bettlaken waschen mußte. Ich habe mich davor gehütet, das zu deuten. Das Symbol des Ejakulates oder, genauer, der sich vermischenden Geschlechtssäfte war in der Therapie schon mehrfach aufgetaucht: einmal als Geheimrezept für ein Gelee, das die Mutter vor allem für Hochzeitskuchen anfertigte, aber auch als Geheimrezept ihres – von ihr verehrten (geliebten) – Lehrers für Töpferglasuren. In diesen sublimierten Formen wurde es zuerst für sie akzeptabel, und die Berichte darüber waren letztlich verschlüsselte Fragen an mich: erkenne ich diese »Mischungen« an oder nicht.

Was in diesem letzten Stadium der Therapie nötig wurde, war eine Verknüpfung und Vernetzung der verschiedenen projektiven Anerkennungen auf den nacheinander angebotenen

Ebenen, von den entferntesten Beziehungen bis in den persönlichen Nahraum hinein, bis zu ihrer Beziehung zu ihrem Kind, ihrem Mann, ihrer Mutter und zuallerletzt auch zum Therapeuten und zu sich selbst. Nachdem die Dimensionen von Sinn und Bedeutung zunächst in peripheren, dann aber auch in zentralen Lebensbereichen wieer verknüpfbar geworden waren, mußte es darum gehen, diese Verknüpfungen in der Lebensgeschichte, im Alltag und schließlich in den entscheidenden persönlichen Beziehungen weiter zu konkretisieren und sie allesamt miteinander zu einem tragfähigen, von ihr wie von mir anerkannten Netz zu verbinden. Dies gelang schließlich. Nach insgesamt drei schizophrenen Episoden – von denen die letzte im zweiten Therapiejahr auftrat und keiner medikamentösen Behandlung mehr bedurfte – war die Patientin nach Abschluß der Behandlung 18 Jahre lang – bis heute – symptomfrei.

Was haben wir beide während der Therapie getan? Nichts wurde gedeutet, nichts »analysiert«. Vielmehr ging es um basale, grundlegende Synthesen. Die fundamentale Beziehungsstruktur von Intersubjektivität, Geschichtlichkeit, Gesellschaftlichkeit, deren »Spielregeln« gewissermaßen, mußten in der Therapie wieder gültig gestempelt werden. Dazu gehörten vor allem die Beziehungen zwischen persönlicher, subjektiv-situativer Sinnträchtigkeit und verallgemeinerbaren Bedeutungen, aber auch die Beziehung zwischen Stoff und Form, Vergänglichkeit und Dauer, Nähe und Ferne, Wunsch und Gebot, Trieb und Moral, Mann und Frau, Mutter und Kind usw. Dies konnte aber zunächst nur dort geschehen, wo die Patientin eine solche sinnträchtige Beziehung auch ertragen und akzeptieren konnte – d.h. in ihren periphersten Lebensbereichen. Die Kunst bestand darin, hinreichend vorsichtig, aber auch hinreichend zügig von dort zu den zentralen Beziehungen in der Patientin vorzudringen – ohne Katastrophen, aber auch ohne einen demotivierenden Leerlauf der Therapie zu provozieren. Die Art der Intervention war dabei vor allem eine – allerdings selektive – anerkennende Tautologie: Ja, genauso ist es, und so darf es auch sein!

Das Ziel der Therapie war es, die Patientin selber zu solchen – legitimierenden – Anerkennungsakten zu ermutigen.

Nach vier Jahren war sie dazu auch in der Lage – und sie verabschiedete mich. Alle fünf Jahre kommt seither eine Postkarte mit einem Gruß, den ich regelmäßig beantworte. Das ist die einzige Form der Anerkennung, deren sie von mir noch bedarf.

# Kapitel 13

## Ausblick

In welche Richtung lassen sich die in diesem Buch entwickelten Denkansätze weiterführen? Sie konnten den Wahnsinn insofern entzaubern, als sie ihn als zwangsläufige Folge der Aufkündigung – und der regressiven Wiedereinsetzungsversuche – der Spielregeln von Intersubjektivität interpretiert haben.

Ein solcher Akt ist, wie bei der im zwölften Kapitel dargestellten Psychose der Töpferin, als selbstvollzogener Akt des Subjekts denkbar, wobei sich das Subjekt allerdings notwendigerweise auch selbst durchkreuzen und annullieren muß – aber auch als ein Geschehen, das jemandem ganz ohne sein eigenes Zutun zustoßen kann. Im ersten Kapitel war gezeigt worden, wie dies durch Außeneinwirkungen – durch den Entzug von Alltagsrationalität – bewerkstelligt wird. Haftpsychosen, aber auch Kontaktmangelparanoide (Janzarik 1973) wären andere Beispiele dafür. – Vorstellbar ist allerdings auch, daß durch einen somatisch ausgelösten Vorgang die kognitiv emotional-voluntative Koppelung ausgeklinkt und so die Dialyse von Sinn und Bedeutung in Gang gesetzt wird. Die hier vorgetragenen Überlegungen sind also ätiologisch neutral, sie lassen sich mit einer neurophysiologischen Modul-Theorie psychischer Aktivitäten ebenso vereinbaren wie mit psychogenetisch-psychodynamischen oder soziogenetischen Hypothesen.

Bei der Rückschau auf den Kern meiner theoretischen Überlegungen, insbesondere auf die These, der Eindruck des Schizophrenen entstehe dort, wo eine Aberkennung der Spielregeln von Intersubjektivität stattfindet, wird mir allerdings deutlich, daß ich mit den Formulierungen »Grundbeziehungen« oder »Grundregeln« von Intersubjektivität sehr wenig präzise umgegangen bin. Genauer besehen bilden wohl nur die Teilhaftigkeitsbeziehungen zwischen Sinn und Bedeutung sowie vielleicht noch zwischen Subjekt und Objekt, zwischen dem

Ich und dem anderen, zwischen »Dasein« und »Welt« die Grundbeziehungen bzw. Grundregeln von *Intersubjektivität*, – faßt man diese als intersubjektive *Vernunft*, so kommen noch diejenigen zwischen Ursache und Wirkung sowie zwischen Akt und Resultat hinzu. Die Beziehung zwischen Innen und Außen – genauer, zwischen Einverleibung und Entäußerung – ist hingegen, als Stoffwechselbeziehung, eine Grundregel, ein grammatischer Satz von *Lebendigkeit*, genau wie diejenige zwischen Durchlässigkeit und Abschottung. Ebenso ist die Beziehung zwischen Signifikat und Signifikant ein grammatischer Satz für *sprachliche* Kommunikation, die Beziehung zwischen Botschaft und Medium ein solcher für *Kommunikation überhaupt*, die Beziehung zwischen Form und Inhalt eine Grundregel und -bedingung von *Ästhetik*, ja *jeglichen In-Erscheinung-Tretens.* Als eine Grundbedingung menschlichen *Seelen*lebens ließe sich die Beziehung von Bewußtem und Unbewußtem bezeichnen, als eine solche des *Zeitbewußtseins* diejenige von Verströmen und Anhalten. Es wäre also am Platze gewesen, die Bereiche etwas gründlicher zu differenzieren, für die die eine oder die andere Grundregel Gültigkeit beanspruchen kann. Was ich hier versäumt habe, müßte anderswo – besser als dies in einem Schlußwort möglich ist – nachgeholt werden. Gleichwohl sind alle diese regionalen Spielregeln eingebettet in die globale der Intersubjektivität: sie situieren sich in einer mitmenschlich-gesellschaftlichen Welt, betreffen menschliches Leben, menschliche Zeit, menschliche Sprache, menschliche Dinge, die den Menschen begegnende Natur, kurz, samt und sonders menschliche Beziehungsformen. Die synthetische Kraft, die sie zusammenfügt und gültig erhält, ist ihnen von derjenigen der Grundregeln von Intersubjektivität verliehen. So betrachtet, ist also der Mangel an Differenzierung vielleicht doch nur eine läßliche Sünde.

Nur gestreift wurde in diesem Buch die Frage, auf welchem Wege, durch welche Prozesse, intersubjektiv verbindliche, potentiell sinnträchtige Bedeutungen an den Rand, an den Abgrund ihrer Aberkennung geraten können. Es sind dies wohl *aus inneren Spannungen und Widersprüchen gespeiste Polarisie-*

*rungsprozesse, die die dimensionalen Aufeinanderbezogenheiten, von denen die grundlegenden Spielregeln der Intersubjektivität gebildet werden, schließlich sprengen.* Wenn alles bewußt, alles begrifflich, alles äußerlich und digitalisierbar, alles fremdbestimmt – oder umgekehrt, alles subjekthaft, alles innerlich, alles autonom wird, wenn also das »andere seiner selbst« aus einer Bedeutung oder aus einem Bedeutungsnetz radikal, bis hin zu seiner »Dimensionalität« herauskatapultiert wird, dann bricht ein regionales Bezugssystem von Intersubjektivität zusammen. Solche Polarisierungs- und Totalisierungsprozesse lassen sich in manchen neurotischen Entwicklungen verfolgen. BLANKENBURG (1965) ist dieser Thematik in seinem Aufsatz »Die Verselbständigung eines Thema zum Wahn« nachgegangen, ich selber habe das am Beispiel der Allwissenheit (WULFF 1992) zu belegen versucht. Es fehlen aber genügend Einzelfallstudien, um den Moment dieses Überganges – genauer, dieses Überspringens – vom Thema zum Wahn, von der intersubjektiven Einbettung zu der Intersubjektivität aberkennenden Singularisierung von Bedeutungen, genauer erfassen zu können. Ich hoffe inständig, daß die gegenwärtige Besessenheit von »objektivierenden« statistischen Untersuchungen, die zu dieser Frage überhaupt nichts beitragen können, nach einiger Zeit so weit abgeflaut sein wird, daß jüngere Wissenschaftler wieder die Chance bekommen, sich auch mit solchen Einzelfalluntersuchungen akademisch zu qualifizieren.

Eine weitere Frage zielt darauf, ob die gesellschaftliche Wirklichkeit nicht schon lange dabei ist, solche Polarisierungsprozesse, die an die Grenze des Wahnsinns führen können, nachzustellen, ja, ob der Bogen intersubjektiver Vernunft unter der Spannung, unter die sie ihn setzen, nicht sogar schon gebrochen ist. Die immer abstrakter werdende Verfügungsgewalt der Vernunft, die digitale Reproduzierbar- und Simulierbarkeit von fast allem und jedem, die Anonymität der Kapitalbewegungen, die, als einziges verbliebenes Subjekt, diese »Modernisierungsprozesse« steuern, finden sich ja konfrontiert mit einem Chaos wuchernder Selbstverwirklichungsaktivitäten und -ideologien, von der Postmoderne bis zur Aerobiontik, mit denen das zum gesellschaftlichen Subjekt gewordene Kapital sich schmückt, die aber alle ihrer eigenen Vermarktung widerstandslos preisgegeben sind. Und die um sich greifende Massenarbeitslosigkeit entzieht den von ihr Betroffenen weite Bereiche der vergesellschafteten Bedeutungswelt für eine mögliche subjektive Sinnbesetzung. Ob diese zunehmende Polarisierung wenn auch nicht zu schizophrener Krankheit, so doch vielleicht zu passageren Verrücktheiten führen kann, ist bislang noch nicht gründlich untersucht worden.

Vor einigen Jahren hat mich Wolfgang Jantzen (1989) darauf aufmerksam gemacht, daß meine Schizophrenie-Theorie einige strukturelle Ähnlichkeiten mit manchen Überlegungen der modernen Astrophysik hat: daß man also die katatone Selbst- und Weltvernichtung als »big crunch«, begrenzte und regionale Aberkennung von Intersubjektivität, also einzelne Wahnideen, als »schwarze Löcher« des Bewußtseins und dessen Gesamtlage beim Schizophrenen als »Singularität« bezeichnen kann. Dies liegt, so meine ich, daran, daß beide Theorien gezwungen sind, die Grenzen der Vorstellbarkeit (vielleicht noch nicht der Denkbarkeit) hinter sich zu lassen, Regeln, die die Ordnung des Erscheinenden festlegen, tentativ außer Kraft zu setzen. Vielleicht ist es kein Zufall, daß die sichtbar gewordenen Ähnlichkeiten gerade dort frappierend werden, wo es um *letzte* Begründungen geht – bei mir der Intersubjektivität, bei Hawking (1988) des Universums -, ja um deren Begründungsakt selber. Wenn wissenschaftlich nach dem Anfang und dem Ende eines Systems oder einer Totalität gefragt wird, dann gelten Anfang und Ende eben nicht mehr als grammatische Regeln, die jeden einzelnen Anfang und jedes einzelne Ende innerhalb ihres Geltungsbereiches empirisch, z.B. innerhalb eines Koordinatensystems, zu lokalisieren erlauben; vielmehr werden sie selber zu Fakten, denen dann aber zunächst jedenfalls kein eigener Rahmen, kein für sie jetzt zuständig werdendes und ihre Bewegungen regelndes Netz grammatischer Sätze zur Verfügung steht. So laufen alle versuchten Antworten auch auf eine pure »Jenseitigkeit« in bezug auf solche Regeln hinaus, und das spiegelt sich auch in den gewählten Bildern und Begriffen wider.

Auf alle Fälle bin ich der Überzeugung, daß die Psychiatrie von grenzüberschreitenden Theorien in anderen Wissensfeldern viel lernen kann: wie es gegenwärtig z.B. auch im Hinblick auf die Chaos-Theorie geschieht und wie DEVEREUX (1972) es anhand der Komplementaritätstheorie Bohrs (1938) getan hat. Dabei kann es sich nicht um die bloße Übernahme von Theoriefragmenten handeln und auch nicht um eine einfache Übertragung auf die Psychiatrie, sondern vielmehr nur darum, sich klar zu machen, an welchem Leitfaden grenzüberschreitende Theorien überhaupt zu entwickeln sind. Am ertragreichsten dafür ist meines Erachtens das Denken des späten WITTGENSTEIN in seinem posthumen Werk »Über Gewißheit«, das eine Fülle noch ungehobener Schätze auch für die Psychiatrie in sich birgt, aber auch bei HEGEL dürfte noch etwas dazu zu finden sein, ja sogar beim HEIDEGGER der fünfziger Jahre, wenn man sich von seinem etwas kitschigen Blubo-Stil nicht abschrecken läßt. Man braucht sich aber auch nicht auf die Wissenschaft und die Philosophie zu beschränken: vielleicht bringen uns KAFKAS Prozeß oder RILKES Elegien unserer Sache noch näher. Und so möchte ich das Buch auch mit einem zugegebenermaßen etwas hermetischen Zitat aus der 5. Duineser Elegie beschließen, das von fahrenden Zirkusartisten handelt, also von uns!

*» ... und dorten,*
*auf unsäglichem Teppich, zeigten die Liebenden, die' s hier*
*bis zum Können nie bringen, ihre kühnen*
*hohen Figuren des Herzschwungs,*
*ihre Türme aus Lust, ihre*
*längst, wo Boden nie war, nur aneinander*
*lehnenden Leitern, bebend – und könntens,*
*vor den Zuschauern rings, unzähligen lautlosen Toten:*
*Würfen die dann ihre letzten, immer ersparten*
*immer verborgenen, die wir nicht kennen, ewig*
*gültigen Münzen des Glücks vor das endlich*
*wahrhaft lächelnde Paar auf gestilltem*
*Teppich?«*

Das »Können«, von dem RILKE hier spricht, ist Intersubjektivität, ist das gegenseitige Sich-Einlassen aufeinander, auf Gesellschaftlichkeit und Geschichte.

## Literatur:


Adorno, Th.W. (1966): Negative Dialektik. Suhrkamp, Frankfurt

Alsheimer, G.W. (1968): Vietnamesische Lehrjahre. Suhrkamp, Frankfurt

Alsheimer, G.W. (1979): Eine Reise nach Vietnam. Suhrkamp, Frankfurt

Aristoteles: De interpretatione, zit. nach Heidegger (1927), S. 32 ff

Baeyer, W. von (1955): Der Begriff der Begegnung in der Psychiatrie. Nervenarzt, 26, S. 369 ff

Bateson, D., Jackson, D.D., Haley, J. und Weakland, J.W. (1969): Auf dem Weg zu einer Schizophrenie-Theorie. In: Bateson, Jackson, Laing, Lidz, Wynne u.a. (1969): Schizophrenie und Familie. Suhrkamp, Frankfurt

Benedetti, G. (1976): Der Geisteskranke als Mitmensch. Vandenhoek und Ruprecht, Göttingen

Bergson, H. (1945): Oevres complètes. Shira, Genève

Beringer, K. (1924): Beiträge zur Analyse schizophrener Denkstörungen. Z. Neurol. 93, 55-61

Beringer, K. (1927): Der Mescalinrausch. Springer, Berlin

Berze, J. und Gruhle, H.W. (1929): Psychologie der Schizophrenie. Springer, Berlin

Binswanger, L. (1947): Ausgewählte Vorträge und Aufsätze, I. Huber, Bern

Binswanger, L. (1955): Ausgewählte Vorträge und Aufsätze, II. Huber, Bern

Binswanger, L. (1957): Schizophrenie. Neske, Pfullingen

Birnbaum, K. (1923): zit. nach Peters, U.H. (1984) Wörterbuch der Psychiatrie und medizinische Psychologie, S. 541. Urban und Schwarzenberg, München-Wien-Baltimore

Blankenburg, W. (1958): Daseinsanalytische Studie über einen Fall paranoider Schizophrenie. Schw. Arch. Neurol. Psychiat. 81, 9

Blankenburg, W. (1965): Die Verselbständigung eines Themas zum Wahn. Jb. Psychol. Psychother. med. Anthropol. 12, 294 ff

Blankenburg, W. (1971): Der Verlust der natürlichen Selbstverständlichkeit. Ein Beitrag zur Psychopathologie symptomarmer Schizophrenien. Ferdinand-Enke, Stuttgart

Blankenburg, W. (1991): Perspektivität und Wahn. In: Blankenburg, W. (Hrsg.) Wahn und Perspektivität. Enke, Stuttgart

Bleuler, E. (1911): Dementia praecox oder die Gruppe der Schizophrenen. Deuticke, Leipzig und Wien

Bleuler, E. (1930): Primäre und sekundäre Symptome der Schizophrenie. Allg. Z. Psychiatrie, 124

Bohr, N. (1938): Causality and Complementarity. Philosophy of Science 4, 289-298

Buytendijk, F.J.J. (1958): Das Menschliche. Wege zu seinem Verständnis. Köhler, Stuttgart

Ciompi, L. (1982): Affektlogik. Klett-Cotta, Stuttgart

Clerambault, G. de (1942): Automatisme mental et Psychoses hallucinatoires chroniques, Oevres S. 455 ff. Paris

Conrad, K. (1958): Die beginnende Schizophrenie. Thieme, Stuttgart

COOPER, D. (1971): Psychiatrie und Anti-Psychiatrie. Suhrkamp, Frankfurt
DELEUZE, G. und GUATTARI, F. (1972): Capitalisme et Schizophrenie I. L'Anti Oedipe. Les Editions de Minuit, Paris
DELEUZE, G. und GUATTARI, F. (1980): Capitalisme et Schizophrenie II. Mille Plateaux. Les Editions de Minuit, Paris
DERWORT, A. (1959): persönliche Mitteilung an den Autor
DEVEREUX, G. (1972): Ethnopsychanalyse complementariste. Flammarion, Paris
DEVEREUX, G. (1974): Normal und Anormal. Aufsätze zur allgemeinen Ethnopsychiatrie. Suhrkamp, Frankfurt
EMRICH, H.M. (1990): Psychiatrische Anthropologie. Therapeutische Bedeutung von Phantasiesystemen. Pfeiffer, München
EMRICH, H.M. (1992): Subjekt und System. Unveröffentlichter Vortrag
ENGELS, F. (1972): Dialektik der Natur. MEW Bd. 20. Dietz, Berlin
EY, H. (1963): La Conscience. P.U.F., Paris
FICHTE, G. (1794): Grundlage der gesamten Wissenschaftslehre. Leipzig, Nachdruck bei F. Meiner, Hamburg 1975
FISCHER, F. (1930): Raum-Zeit-Struktur und Denkstörung in der Schizophrenie. Z. Neur., 124, 241
FISCHER, H.R. (1987): Sprache und Lebensform. Wittgenstein über Freud und die Geisteskrankheiten. Athenäum, Frankfurt
FREGE, G. (1892/1966): Über Sinn und Bedeutung. Fünf logische Studien. 3. Aufl., Vandenhoeck und Rupprecht, Göttingen
FREUD, S. (1911/1945): Psychoanalytische Bemerkungen über einen autobiologisch beschriebenen Fall von Paranoia (Dementia paranoides). GW VIII, Imago Publishing Co, London, 312ff
FREUD, S. (1915/1946): Das Unbewußte. Zur Einführung des Narzißmus. GW X, Imago Publishing Co, London
FREUD, S. (1923/1940): Das Ich und das Es. GW XIII, Imago Publishing Co, London
FROMM-REICHMANN, F. (1978): Psychoanalyse und Psychotherapie. Eine Auswahl aus ihren Schriften. S. 190-207. Klett-Cotta, Stuttgart
GEBSATTEL, V.E. von (1954): Prolegomena einer anthropologischen Psychiatrie. Springer, Berlin-Göttingen-Heidelberg
GÖPPERT, H. (1954): Über Methoden und Grenzen der Tiefenanalyse der Schizophrenie. Nervenarzt 25, S. 205-206
GRUHLE, H.W. (1951): Über den Wahn. Nervenarzt 22, S. 125 ff
HAWKING, St. (1988): A brief history of time. Bantam Books, New York
HARICH, W. (1975): Kommunismus ohne Wachstum. Babeuf und der Club of Rome. Rowohlt, Reinbek b. Hamburg
HEGEL, G.W.F. (1807/1973): Phänomenologie des Geistes. Suhrkamp Taschenbuch Wissenschaft 8, Frankfurt
HEIDEGGER, M. (1927): Sein und Zeit. Max Niemeyer Verlag, Halle
HEIDEGGER, M. (1954): Vorträge und Aufsätze. Neske, Pfullingen
HOLZKAMP, K. (1983): Grundlagen der Psychologie. Campus, Frankfurt
HONNETH, A. (1994): Kampf um Anerkennung. Zur moralischen Grammatik sozialer Konflikte. Suhrkamp Taschenbuch Wissenschaft 1129, Frankfurt
HUBER, G. (1986): Das Konzept substratnaher Basisstörungen und seine Bedeutung für Theorie und Therapie schizophrener Erkrankungen.

In: Held, T. (Hrsg.) Deutsch-französische Psychiaterbegegnung. Symposion der Rheinischen Landesklinik Bonn am 25./26.06.1982 Rheinland Verlag, Köln
Husserl, E. (1928/80): Vorlesungen zur Phänomenologie des inneren Zeitbewußtseins. Max Niemeyer, Halle/S.-Tübingen
Husserl, E. (1929): Formale und transzendentale Logik, Jb. Philosoph. Forsch., Bd. 10, Halle
Husserl, E. (1939/48): Erfahrung und Urteil. Untersuchungen zur Geneologie der Logik. Redigiert und herausgegeben von L. Landgrebe, Claassen und Goverts, Hamburg
Jantzen, W. (1992): persönliche Mitteilung an den Autor
Janzarik, W. (1973): Über das Kontaktmangelparanoid des höheren Alters und den Syndromcharakter schizophrenen Krankseins. Nervenarzt 44, S. 515 f
Jaspers, K. (1913/1953): Allgemeine Psychopathologie, 6. Aufl. Berlin - Göttingen - Heidelberg
Kahn, E. (1952): Was ist das Schizophrene am Schizophrenen. Psychiat. Neurol., Basel, 124 S. 328
Kant, I. (1781/1974): Kritik der reinen Vernunft. Werkausgabe. Hrsg. v. W. Weisschedel, Suhrkamp Taschenbuch Wissenschaft, Frankfurt 1974
Kisker, K.P. (1960a): Der Erlebenswandel des Schizophrenen. Springer, Berlin - Göttingen - Heidelberg
Kisker, K.P. (1960b): Psychotherapie als Instrument der psychopathologischen Schizophrenie-Forschung. Confinia Psychiatrica Vol. 3, No. 1, Karger, New York - Basel
Kulenkampff, C. (1955): Entbergung, Entgrenzung, Überwältigung als Weisen des Standverlustes. Nervenarzt, 26 S. 89 ff
Kulenkampff, C. (1956): Erblicken und Erblickt-werden. Nervenarzt, 27
Kunz, H. (1931): Die Grenzen der psychopathologischen Wahninterpretation. Z.Neurol. 135, S. 671 ff
Lacan, J. (1967): Ecrits. Le Seuil, Paris
Laing, R.D. (1967): Phänomenologie der Erfahrung. Suhrkamp, Frankfurt
Leontjew A.N. (1959/1973): Probleme der Entwicklung des Psychischen. Athenäum-Fischer, Frankfurt
Leontjew, A.N. (1975/1987): Tätigkeit, Bewußtsein, Persönlichkeit. Volk und Wissen, Berlin
Levinas, E. (1971): Totalité et Infiné. Essai sur l'Exteriorité. Martinus Nijhoff, Den Haag. Nachgedruckt 1992: Le livre de poche, biblio essais 4120. Kluwer Academic
Linnemann, F. (1991): Über die Grenzen der Gruppentherapie bei Schizophrenen. Unveröffentlichtes Vortragsmanuskript
Linnemann, F. und Rohlfs, T. (1990): Psychoanalytische Zugangswege zur Psychosenpsychotherapie in der psychiatrischen Praxis. In: Thom, A. und Wulff, E. Hrsg. (1990): Psychiatrie im Wandel. Erfahrungen und Perspektiven in Ost und West. Psychiatrie-Verlag, Bonn
Luhmann, N. (1971): Sinn als Grundbegriff der Soziologie. In: Habermas, J., Luhmann, N. (1971): Theorie der Gesellschaft oder Sozialtechnologie? Theoriediskussion. Suhrkamp, Frankfurt

LUHMANN, N. (1984): Soziale Systeme. Grundriß einer allgemeinen Theorie. Frankfurt
LUHMANN, N. (1985): Die Autopoesis des Bewußtseins. Soziale Welt 36, Heft 4, 402-446
MARX, K. (1867/1968): Das Kapital. Kritik der politischen Ökonomie, Bd. 1. MEW Bd. 23, Dietz, Berlin
MATURANA, H.R. und VARELA, F. (1987): Der Baum der Erkenntnis. Die biologischen Wurzeln des Erkennens. Scherz, München
MATUSSEK, P. (1948): Über abnormes Bedeutungserleben. Nervenarzt, 19, S. 372 ff
MATUSSEK, P. (1952): Untersuchungen über die Wahnwahrnehmung. I. Mitteilung: Arch. Psychiatr., 189,279 ff
MATUSSEK, P. (1953): Untersuchungen über die Wahnwahrnehmung. II. Mitteilung: Schw. Arch. Neur., 71, S. 189 ff
MERLEAU-Ponty, M. (1945): Phénomenologie de la Perception. Gallimard, Paris
MINKOWSKI, E. (1954): La Schizophrenie. Descleé de Brouwer, Paris
MINKOWSKI, E. (1933): Le temps vecu. Arthrey, Paris
MÜLLER-SUUR, H. (1954): Die Wirksamkeit allgemeiner Sinnhorizonte im schizophrenen Wahnerleben. Fschr. Neur., 22
PARIN, B. (1952): Sur la Dialectique. Gallimard, Paris
PAULEIKHOFF, B. (1954): Die zwei Arten von Personenverkennung. Fortschr. Neurol. 22, 192 ff
RILKE, R.M. (1923): Duineser Elegien, Die Fünfte Elegie. Die Neunte Elegie. Insel, Leipzig
RITTER, J. und GRÜNDER, K. (1989): Historisches Wörterbuch der Philosophie, Bd. 7, Stichwort »paradox«
ROSEN, J.N. (1953): Direct Analysis. Selected Papers. Grune and Stratton, New York
SARTRE, J.P. (1943): L'Être el le Néant. Essai d'ontologie phénomenologique. Gallimard, Paris, 310 ff
SAUSSURE, F. de (1915/1986): Cours de linguistique generale. Payot, Paris
SCHELER, M. (1948): Wesen und Formen der Sympathie. Schulte-Bulmke, Frankfurt a. M.
SCHNEIDER, C. (1930): Die Psychologie der Schizophrenen. Thieme, Leipzig
SCHNEIDER, K. (1949): Zum Begriff des Wahns. Fschr. Neur., 17
SCHNEIDER, K. (1955): Klinische Psychopathologie. Thieme, Stuttgart
SECHEHAYE, M.A. (1955): Die symbolische Wunscherfüllung. Huber, Bern-Stuttgart
SELVINI-PALAZZOLI, M. (1981): Paradoxon und Gegenparadoxon. Ein neues Therapiemodell für die Familien mit schizophrener Störung. Klett-Cotta, Stuttgart
STORCH, A. (1922): Über das archaische Denken in der Schizophrenie. Z. Neur.,78
STRAUS, E. (1949): Die Ästhesiologie und ihre Bedeutung für das Verständnis der Halluzinationen. Arch. Psychiatr., 182
STRAUS, E. (1955): Vom Sinn der Sinne. Springer, Berlin-Göttingen-Heidelberg

Tress, W. (1986): Sprache, Person, Krankheit. Springer, Berlin - Heidelberg - New York

Tugendhat, E. (1979): Selbstbewußtsein und Selbstbestimmung. Sprachanalytische Interpretationen. Suhrkamp Taschenbuch Wissenschaft 221, Frankfurt

Vygotskij, L.S. (1934/1986): Denken und Sprechen. Fischer Wissenschaft, Frankfurt

Weizsäcker, V.v. (1956): Pathosophie. Vandenhoeck und Rupprecht, Göttingen

Weizsäcker, V.v. (1968): Der Gestaltkreis. 4. Aufl., Thieme, Stuttgart

Winnicott, D.W. (1953/1969): Übergangsobjekte und Übergangsphänomene. Psyche 23, S. 666-682

Wittgenstein, L. (1984a): Philosophische Untersuchungen. Tractus logicophilosophicum. Tagebücher. Suhrkamp Taschenbuch Wissenschaft 501, Frankfurt

Wittgenstein, L. (1984b): Philosophische Grammatik. Suhrkamp Taschenbuch Wissenschaft

Wittgenstein, L. (1984c): Über Gewißheit. Suhrkamp Taschenbuch, Wissenschaft 508, Frankfurt

Wulff, E. (1956): Bemerkungen zu der Arbeit: Was ist inadäquat bei der Schizophrenie von Friedrich Meinertz. Nervenarzt 27, S. 318-320

Wulff, E. (1987): Der paranoische Verschwörungswahn. Psychiatrische Praxis 14, 14-22

Wulff, E. (1989): Überlegungen zur Produktion von Wahnsinn versus sinnbezogener Vernunft. Jahrbuch für Psychopathologie und Psychotherapie XI, Pahl-Rugenstein, Köln, 114-138

Wulff, E. (1992): 11 Thesen zur Allwissenheit. Vortrag auf der Jubiläumstagung der DGPN in Köln, 26.-30.09.1992

Wulff, E. (1993): 8 Überlegungen zur Dialektik von Seinlassen und Verändern. Vortrag, gehalten auf dem Symposion »Intersubjektivität und Interpersonalität« am 18.06.1993 an der Psychiatrischen Klinik der Universität Marburg/Lahn

Wulff, E. (1993): Sich-selbst-durchkreuzende Intentionalität. Wahnsinn als Aushebelungsversuch aus Gesellschaft und Geschichte. Das Argument, Berlin 197, 91-104

Wulff, E. (1994): Zur gegenseitigen Hervorbringung von Bewußtsein und Unbewußtem. In: Fulda, H.F. und Horstmann, R.P. (Hrsg.): Vernunftbegriffe der Medizin. Stuttgarter Hegel-Kongreß 1993. Stuttgart, Klett-Cotta

Wulff, E. (1994): Befriedigung. In: Haug, W. et al.: Kritisches Wörterbuch des Marxismus. Argument, Berlin

Wyrsch, J. (1936): Über affektiven Rapport mit Schizophrenen. Schw. Arch. Neur., 37

Wyrsch, J. (1946): Über die Intuition bei der Erkennung des Schizophrenen. Schw. Med. Wschr. Jg.

Zutt, J. (1963): Auf dem Wege zu einer anthropologischen Psychiatrie. Gesammelte Aufsätze. Springer, Berlin-Göttingen-Heidelberg